Yuji Morimoto

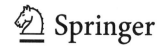

麻醉与神经毒性

Anesthesia and Neurotoxicity

主　编　〔日〕由地森本
主　译　谢玉波　刘敬臣

天津出版传媒集团
天津科技翻译出版有限公司

著作权合同登记号：图字：02 - 2017 - 346

图书在版编目（CIP）数据

麻醉与神经毒性／（日）由地森本主编；谢玉波，
刘敬臣主译. —天津：天津科技翻译出版有限公司，
2021.3
书名原文：Anesthesia and Neurotoxicity
ISBN 978 - 7 - 5433 - 3967 - 5

Ⅰ.①麻⋯　Ⅱ.①由⋯　②谢⋯　③刘⋯　Ⅲ.①麻醉物
中毒 - 研究　Ⅳ.①R595.5

中国版本图书馆 CIP 数据核字（2019）第 193005 号

Translation from the English language edition：
Anesthesia and Neurotoxicity
edited by Yuji Morimoto
Copyright ⓒ Springer Japan 2017
This Springer imprint is published by Springer Nature
The registered company is Springer Japan KK
All rights reserved.

授权单位：Springer Japan KK
出　　版：天津科技翻译出版有限公司
出 版 人：刘子嫒
地　　址：天津市南开区白堤路 244 号
邮政编码：300192
电　　话：(022)87894896
传　　真：(022)87895650
网　　址：www.tsttpc.com
印　　刷：唐山鼎瑞印刷有限公司
发　　行：全国新华书店
版本记录：787mm×1092mm　16 开本　10.25 印张　200 千字
　　　　　2021 年 3 月第 1 版　　2021 年 3 月第 1 次印刷
　　　　　定价：78.00 元

（如发现印装问题，可与出版社调换）

译者名单

主　译

谢玉波　刘敬臣

副主译

张　旭　林育南　陈　静

译　者 (以姓氏笔画为序)

韦　祎(广西医科大学第一附属医院)

吕　靖(湖北医药学院附属太和医院)

肖　永(深圳市妇幼保健院)

张　旭(桂林医学院第二附属医院)

陈　静(广西医科大学第一附属医院)

陈燕桦(广西医科大学第一附属医院)

林育南(广西医科大学第一附属医院)

周丽芳(广西医科大学第一附属医院)

姜雅各(广西医科大学第一附属医院)

涂友兵(深圳市人民医院)

龚　拯(广西壮族自治区人民医院)

梁羽冰(广西医科大学附属肿瘤医院)

覃　怡(广西医科大学第一附属医院)

廖淳杰(广西壮族自治区人民医院)

潘嗣宁(广西医科大学第一附属医院)

中文版前言

众所周知,麻醉用于外科手术,结束了人类忍受剧痛医治疾病的历史,是医学的巨大进步。特别是近年来新的麻醉技术和麻醉药物不断涌现,极大地推动了外科学的发展,使越来越多危重患者的生命在麻醉的保驾护航下得到拯救。据《柳叶刀》2015年报道的数据显示,全球每年完成的手术和麻醉例数已超过3亿人次,而2016年国内的手术量已达到4300万人次,并以每年13%的速度递增。麻醉药物的应用范围也从手术麻醉不断扩展到门诊无痛诊疗、危重患者镇静以及急慢性疼痛治疗等领域。麻醉药物在现代医学中的作用越来越不可替代。

不过,一直以来,患者、家属和麻醉医生都被"麻醉是否有害"这一问题困扰着。父母担心孩子全身麻醉之后智力会下降,儿女对父母手术之后的谵妄和认知功能障碍忧心忡忡……归根结底,麻醉是否安全呢? 麻醉药物是否诱发神经毒性呢?

我们曾经认为,随着麻醉药物在体内的代谢消失,大脑会完全恢复到麻醉前的状态。然而,近20年来,我们逐渐认识到,麻醉药理学上的这种描述可能并不完全正确。长时间、多次应用全身麻醉药物可能对大脑产生一定的损害作用,而且这种损害作用既有近期影响又有远期影响。

关于麻醉与中枢神经毒性,最常被关注的人群是婴幼儿和老年人。婴幼儿的大脑处于发育期而老年人的大脑处于退化阶段,因此,这两个年龄段人群的大脑比较脆弱,易被药物伤害。国内外有许多课题组针对麻醉药物诱发发育期大脑神经毒性、麻醉对老年人术后认知功能影响等进行了研究,提出了可能的分子机制、预防和治疗手段。

本课题组自2002年开始关注麻醉与神经毒性这一领域以来,进行了大量的基础研究和临床观察,希望能在麻醉药物神经毒性研究方面做一些贡献。偶然读到 *Anesthesia and Neurotoxicity* 一书,觉得本书较为全面地阐述了麻醉与神经毒性的关系,对于我国的临床麻醉医生和研究人员有很好的借鉴作用和指导意义。因此,我们将此书翻译成中文,惠享广大读者。由于翻译水平有限,若有错漏之处,敬请批评指正。感谢国家自然科学基金(81060277和81373498)、广西重点研发计划项目(桂科AB18221031)及广西自然科学基金重点项目(2020GXNSFDA238025)的资助。

谢玉波 刘敬臣

前　言

近年来,在医学领域尤其在外科手术方面的进展,已使许多不治之症得到救治,麻醉学科的进步极大地支持了这一进程。在日本,每年采用全身麻醉的手术例数已达到大约300万,全身麻醉药物的应用越来越广泛。

麻醉药物用于镇痛和镇静,可使患者消除疼痛,免于对手术的恐惧。它们作用迅速,几乎瞬间起效。因此,可以毫不夸张地说,麻醉药物的作用非常强,比其他药物更有效。所以,我们认为麻醉药物除了麻醉作用外,对全身还有其他的影响。首先,麻醉科医生一直希望麻醉药物能对许多器官起保护作用。在中枢神经系统,已有无数关于麻醉药物对大脑和脊髓有保护作用的报道,动物研究的结果强烈支持这些观点。然而,这些保护作用尚未在临床实践中得到证实。

另一方面,20世纪90年代以后,麻醉药物的负面作用——神经毒性开始引起关注。人们注意到局部麻醉药物、NMDA受体拮抗剂(如氧化亚氮或氯胺酮)和阿片类药物对脊髓有神经毒性作用。近年来,麻醉药物对发育期大脑的神经毒性,以及引起的术后谵妄(POD)和术后认知功能障碍(POCD)也已被周知。

2003年,Jevtovic-Todorovic等发表了一篇关于发育期大脑神经毒性的著名论文(J Neurosci 23: 876–882, 2003),从此人们针对这一问题展开了广泛的讨论。关于麻醉药物对发育期动物(主要是啮齿类)具有神经毒性的文章数量逐年增加。现在人们普遍认为,大多数麻醉药物对发育期动物大脑有神经毒性。

实际上,很多麻醉科医生在临床实践中已意识到POD和POCD的存在。但是,直到1998年术后认知功能障碍国际研究小组(ISPOCD)的多中心研究报告(Lancet 351:857–861, 1998)发布后,这些问题才在世界范围内被关注。目前,很多相关的基础和临床研究已被报道。

本书中,神经麻醉学领域(包括麻醉药物神经毒性领域)的日本专家们对这两个热点问题进行了回顾。本书面向的不仅仅是麻醉科医生,还包括儿科医生、产科医生、外科医生和基础研究人员等。我衷心希望此书能让临床医生和研究人员受益。

Yuji Morimoto

目 录

第 **1** 部分

麻醉药物对发育期大脑的神经毒性

第 1 章

实验室研究：从动物实验到临床有多远

Yuji Morimoto, Yosuke Uchida, Hitoshi Saito

摘 要

2003 年，Jevtovic-Todorovic 等在《神经科学杂志》上发表了那篇著名论文后，关于麻醉药物对发育期动物的神经毒性的文章数量逐年增加。目前，可以毫不夸张地说，大多数麻醉药物对发育期动物的大脑都有神经毒性。其机制最初被认为与神经元凋亡有关，之后发现麻醉药物可导致神经突触传递异常，尤其是在突触发生的关键阶段对 GABA 能系统进行干扰时更易发生。近年来，在各种动物实验的基础上，已经提出了许多假说。然而，这些假说尚未在人类身上得到证实。此外，对于临床医生来说，似乎极少有麻醉对婴幼儿及儿童神经发育负面影响的临床印象。因此，动物实验结果和临床发现之间似乎存在较大差异。其原因可能是麻醉药物引起的呼吸抑制、新生动物实验中缺乏伤害性刺激以及人类和动物之间生命周期（即麻醉时间的长短）和大脑快速发育期的不同。因此，我们正在等待几项正在进行的前瞻性临床研究结果，以确定麻醉药物是否对人类发育期大脑具有神经毒性。

关键词 神经毒性；发育期；麻醉药物；凋亡；突触发生；大脑快速发育

1.1 历史及现状

20 世纪 80 年代已有报道，氟烷暴露会对发育期大鼠大脑产生神经毒性。然而，由于暴露时间很长（如妊娠期和出生后 60 天）[1]，相关结果较少引起关注。在 2003 年

Y. Morimoto (✉) • Y. Uchida • H. Saito
Department of Anesthesiology & Critical Care Medicine, Hokkaido University Graduate
School of Medicine, N15 W7, Kita-ku, Sapporo, Hokkaido 060-0815, Japan
e-mail: morim2@med.hokudai.ac.jp

Jevtovic-Todorovic 等发表了那篇著名论文后[2],这一问题开始引起极大的关注。在此之前,他们的实验室团队研究了乙醇对发育期大脑的影响,并将其作为胎儿酒精综合征的发病机制[3]。他们发现,乙醇在发育期大鼠前脑引起了广泛的凋亡性神经退行性病变。由于乙醇具有双重作用[阻断 N-甲基-D-天冬氨酸(NMDA)谷氨酸受体和过度激活 GABA_A 受体],他们推测,具有相同作用的麻醉药物也可能导致发育期大脑神经毒性。随后,他们将儿童麻醉中常用的麻醉药物组合(咪达唑仑、氧化亚氮及异氟烷)用于新生 7 天大鼠 6 小时,并观察到由此引发的发育期大脑广泛的凋亡性神经退行性病变、海马突触功能缺陷以及持续的学习/记忆功能损害[2]。众所周知,咪达唑仑和异氟烷是 GABA_A 受体激动剂,而氧化亚氮则是 NMDA 受体拮抗剂。在他们的报道之后,关于麻醉药物对发育期动物(主要为啮齿类动物)的神经毒性的文章数量逐年增加。现在,可以毫不夸张地说,大多数麻醉药物对发育期动物大脑都有神经毒性(表 1.1)。

1.2 机制

1.2.1 细胞凋亡

如前所述,关于麻醉药物对发育期大脑神经毒性的机制,最初被认为与阻断 NMDA 受体并激活 GABA_A 受体引起的凋亡性神经退行性病变有关。Olney 等提出,阻断 NMDA 受体和激活 GABA_A 受体可使神经元发生异常抑制,并通过诱导 BAX 蛋白易位到线粒体膜,破坏线粒体膜的通透性,使细胞色素 C 漏出线粒体外(即所谓的凋亡级联反应)[4]。介导 BAX 易位到线粒体膜的机制目前仍不清楚,但丝裂原活化血浆蛋白激酶系统,特别是细胞外信号调节蛋白激酶(ERK)途径可能参与其中[5]。然而有研究报道,单独使用氯胺酮(NMDA 受体拮抗剂)[6]或丙泊酚(GABA_A 受体激动剂)[7]均可引起啮齿类动物发育

表 1.1 已报道的对发育期动物大脑有神经毒性的麻醉药物
吸入麻醉药
氟烷、异氟烷、七氟烷、地氟烷
氧化亚氮
氙气
静脉麻醉药
氯胺酮
丙泊酚
巴比妥类药物
苯二氮䓬类药物
吗啡(母体内注射时)

期大脑神经细胞凋亡,这提示"双重作用"不是诱导细胞凋亡的绝对必要条件。此外,Stratman 等[8]评估了异氟烷引起的神经毒性以及对高碳酸血症的影响[8]。有研究发现,异氟烷暴露组和二氧化碳暴露组大鼠丘脑细胞死亡的程度和分布相似,但只有 4 小时的异氟烷暴露引起了长期的神经认知障碍。这表明发育阶段的神经细胞死亡与成年后神经认知结局之间存在不一致性。实际上,在正常的中枢神经系统发育过程中,由于神经元生成过量,多达 50%~70%的神经元和祖细胞经历了由凋亡介导的生理性细胞死亡和清除[5,9]。因此,麻醉药物诱导的神经元细胞凋亡可能被包含在发育阶段的生理性神经细胞死亡中。

1.2.2　神经传递异常

除神经元外, 还有更多的突触形成于整个神经发育阶段。随后突触结构进行重组(包括突触的修剪和神经传递的转换),以实现神经回路的可塑性和稳定性[10,11]。突触形成最强烈的阶段被称为大脑快速发育期,有种属依赖性[10]。在啮齿类动物的大脑皮层,这一时期仅限于出生后第 2~4 周之间一个很短的时间窗, 这与大脑对麻醉药物的易损期是一致的。由于麻醉药物作用于大脑的受体和(或)离子通道,它们可能在大脑快速发育期影响突触形成。

以下部分将讨论我们的关于戊巴比妥暴露对新生动物海马长期突触可塑性影响的研究[12]。我们对出生后 7 天大鼠腹膜内注射戊巴比妥(10mg/kg 或 20mg/kg),结果发现,戊巴比妥暴露可显著抑制新生大鼠生长后期的长时程增强(LTP)诱导(图 1.1)。在同一实验系统中,我们评估了七氟烷[13]和丙泊酚的作用(数据未发表),与戊巴比妥相同,两者均被认为是 GABA 能麻醉药物。结果发现, 新生期暴露于这些药物可抑制其成年后的LTP 诱导。此外,在戊巴比妥处理大鼠中,我们对其成年后群峰电位的双脉冲刺激反应

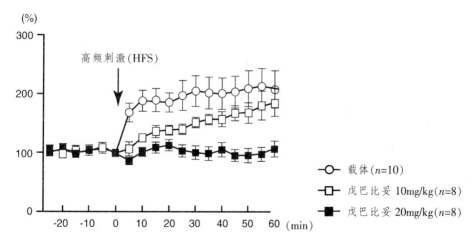

图 1.1　新生期戊巴比妥暴露大鼠生长后期高频刺激(HFS)后 60 分钟内群峰电位振幅(PSA)的时程反应。(摘自 Brain Res 2011; 1388:69–76)10mg/kg 时,戊巴比妥抑制了 LTP 的初始诱导,而 PSA 在 60 分钟观察期内逐渐增强。20mg/kg 时,LTP 诱导被完全抑制。

进行了检测[12](图1.2)。这些大鼠表现出较低的双脉冲抑制,提示戊巴比妥在新生期干预GABA$_A$受体可导致其成年后海马突触GABA能抑制的持续降低。新生期GABA干预引起的GABA能抑制减弱可增加锥体细胞的兴奋性,由于其闭塞或饱和进而引发LTP抑制[12]。另一项最近的研究使用电子显微镜评估了新生期丙泊酚暴露对突触密度的影响[14]。研究发现,出生后5天和10天丙泊酚暴露的新生大鼠树突棘密度显著降低,而在出生后15天、20天或30天给予丙泊酚,可使树突棘密度显著增加。这些树突棘密度的改变可持续至出生后90天。另一项研究使用啮齿类动物皮层脑片和分离的神经元,评估了麻醉药物对轴突导向的影响[15]。轴突导向是神经元发出轴突到达正确目标的重要过程。异氟烷暴露可导致脑信号蛋白-3A依赖性的轴突导向错误,在临床相关麻醉剂量下,作用于GABA$_A$受体的多种麻醉药物(如七氟烷、地氟烷、硫喷妥钠和丙泊酚)均可产生这种效应,选择性GABA$_A$受体激动剂可再现这一作用。另一方面,氧化亚氮、芬太尼、右美托咪定及氯胺酮则没有影响。事实上,啮齿类动物大脑皮层的GABA能神经传递在最初是兴奋性的,在出生后第2周开始转为抑制状态[10,16]。在未成熟神经元内,由于N$^+$-K$^+$-2Cl协同转运蛋白NKCC1的表达,向细胞外排出Cl$^-$的能力减弱,细胞内Cl$^-$浓度高。因此,GABA激动剂开放Cl$^-$通道,可使Cl$^-$外流。相反,发育过程中K$^+$-Cl$^-$协同转运蛋白KCC2开始表达,其具有较强的将Cl$^-$排出细胞外的能力,使细胞内Cl$^-$浓度降低。此后使用GABA激动剂可导致Cl$^-$内流。因此,GABA能麻醉药物的兴奋作用可能干扰未成熟大脑内正常的突触形成。上述研究中,出生10天内丙泊酚暴露的新生大鼠树突棘密度显著降低,而出生后15天、20天和30天丙泊酚暴露的新生大鼠树突棘密度显著增加[14]。这一结果提示,丙泊酚的作用在出生后10~15天由兴奋转为抑制。

那么,NMDA受体在神经传递过程中扮演了什么角色呢?已经有许多报道显示氯胺酮可引起发育期大脑细胞凋亡[6,17]。但据我们所知,很少有研究评估氯胺酮对突触形成的

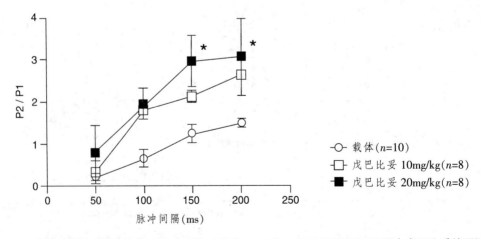

图1.2　成年后海马群峰电位的双脉冲反应。(摘自Brain Res 2011;1388:69-76)两个戊巴比妥处理组均未显示抑制作用,但刺激强度下二次群峰电位发生更明显的易化。

* 与载体组相比,$P<0.05$。

影响。一项大鼠海马脑片研究观察到 S(+)-氯胺酮的毒性作用:S(+)-氯胺酮抑制神经元 Ca^{2+} 震荡(Ca^{2+} 震荡出现于高可塑性时期),下调钙调蛋白激酶Ⅱ(CaMKⅡ),继而降低突触的完整性[18]。在另一项活体实验中,通过对小鼠初级运动皮层中的突触后树突棘反复荧光标记成像,研究了氯胺酮-赛拉嗪(α2 肾上腺素能受体激动剂)麻醉对运动学习诱导的突触重塑的影响[19]。在出生后 14~18 天 3 次暴露于上述麻醉药物,可使实验动物的运动学习能力和学习依赖性的树突棘可塑性受损,但未导致细胞凋亡。作者推测,氯胺酮引起的 NMDA 受体失活可显著减少活性介导的神经元钙离子内流,进而影响突触的形成和可塑性。

为探究 α2 肾上腺素能受体在其中的作用,我们通过在生长后期评估 LTP 诱导和双脉冲刺激,研究了新生期给予右美托咪定(DEX)对海马突触活动的长期影响[20]。我们发现 DEX 处理大鼠的 LTP 诱导没有发生损害。此外新生期使用 DEX 并未影响成对刺激引发的群峰电位反应。

1.2.3　其他机制

1.2.3.1　线粒体损伤

线粒体是一种通过融合和分裂不断进行重构的细胞器。有报道称,出生后第 7 天的大鼠暴露于全身麻醉药物(咪达唑仑、氧化亚氮和异氟烷)可导致其出生后第 21 天时的线粒体损伤,包括线粒体肿大[21]。线粒体的融合作用占优势、结构完整性受损、复合物Ⅳ活性增加,使线粒体在神经元突触前膜区域分布减少,而突触前膜线粒体的存在对于突触的正常发育和功能至关重要。事实上,本研究显示,出生后 21~28 天大鼠海马下托的抑制性神经传递受到了损害。随后同一研究小组证实,大鼠在出生后第 7 天暴露于相同的全身麻醉药物组合,可引起活性氧急性上调,干扰线粒体分裂和融合的精细平衡,导致出生后第 8 天的线粒体过度分裂和线粒体形态紊乱[22]。他们认为,这些作用可能与神经元凋亡有关。

1.2.3.2　脑源性神经营养因子(BDNF)的作用(图 1.3)

BDNF 可支持现有神经元的存活,并促进新生神经元和突触的生长和分化。BDNF前体被纤溶酶剪切为成熟的 BDNF(mBDNF),而纤溶酶是在神经活动中释放的组织纤溶酶原激活物(tPA)作用下,由纤溶酶原转化而成的一种蛋白酶。据报道,异氟烷可减少突触的 tPA 释放并使 BDNF 前体增多,通过增强啮齿类动物发育期大脑内 p75 神经营养受体(p75[NTR])信号通路,诱导神经元凋亡和突触丢失[23]。另有研究表明,通过 p75[NTR] 受体可激活 RhoA,而 RhoA 是一种可诱导细胞骨架解聚和凋亡的小三磷酸鸟苷[24]。同一研究小组报道了丙泊酚对发育期神经元具有相同的作用[25]。

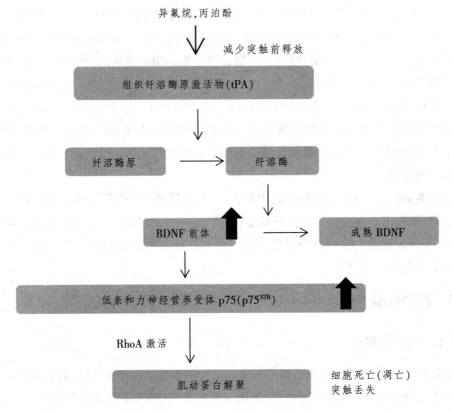

图 1.3　脑源性神经营养因子(BDNF)对发育期大脑神经毒性的作用。(摘自 Anesthesiology 2009; 110: 813–25，Anesthesiology 2011; 114:49–57，及 Anesthesiology 2012; 116:352–61)(请参见彩色插图)

1.2.3.3　颗粒细胞异位

　　最近有研究报道,发热性惊厥后兴奋性 GABA$_A$ 受体信号增强,可干扰新生颗粒细胞的径向迁移,导致持续性颗粒细胞异位[26]。因此,我们推测,新生期 GABA 能麻醉药物暴露可能引起大鼠齿状回颗粒细胞异位。我们以异氟烷为例进行了研究。我们对新生大鼠皮下注射细胞增殖标志物 5–溴–2'–脱氧尿嘧啶(BrdU),以标记出生后 6 天大鼠的新生颗粒细胞(GC)。然后将大鼠暴露于 2% 的异氟烷,在暴露后的几个时间点用抗 BrdU 抗体和 prospero 相关同源盒蛋白–1(Prox1)作为 GC 标志物进行双重免疫荧光染色,在共聚焦显微镜下检测 BrdU/Prox1 联合标记的细胞分布情况,最后计算联合标记 GC 的门/总比率作为颗粒细胞异位率。结果发现,出生 21 天后的颗粒细胞异位率显著增高(图1.4)。因此,新生期 GABA 能麻醉药暴露可能导致颗粒细胞异常迁移,并在生长后期出现形态异常。

　　除上述可能的机制外,人们还提出了许多假说,包括神经炎症[27]和 microRNA 下调[28]。

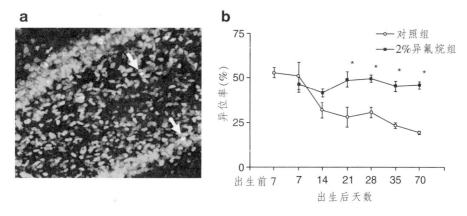

图 1.4　新生期异氟烷暴露后大鼠齿状回的颗粒细胞异位。(a)使用抗 BrdU 抗体(红色)和抗 Prox1 抗体(绿色)双重免疫荧光染色,生成的(联合标记)GC 染色呈黄色(黄色箭头所示)。(b)不同时间的生成 GC 门/总比率(异位率)。2%异氟烷:出生后第 7 天 2%异氟烷暴露 2 小时;对照组:出生后第 7 天室内空气暴露;* 与对照组相比 $P<0.05$。(请参见彩色插图)

1.3　动物研究中存在的问题

如上所述,几乎所有的麻醉药物对动物(尤其是啮齿类动物)发育期大脑都有神经毒性。但是这一发现尚未在人类中得到证实。实际上,尽管有一些观察性临床研究已经支持上述结果[29,30],但在这些研究中,很难将麻醉药物的作用与手术和并存疾病的影响区分开来。而且,临床医生(包括麻醉医生)极少有麻醉对婴幼儿和儿童神经发育有不良影响的临床印象。因此,动物实验与人类的研究结果之间似乎存在着很大差异。下面我们将讨论可能的原因。

1.3.1　麻醉药物引起的呼吸抑制

在动物实验中,对新生动物进行气管插管、机械通气等气道管理是非常困难的。先前很多报道称,实验动物的血气结果在正常范围内。而另一些报道(包括我们的实验数据)显示,麻醉药物可引起呼吸抑制,导致高碳酸血症和低氧血症[8,12,13]。例如,在室内空气中对出生 7 天新生大鼠腹腔内注射戊巴比妥 20mg,可引起严重的高碳酸血症($PaCO_2$ 90mmHg 左右,1mmHg≈0.133kPa)和中度缺氧(PaO_2 50mmHg 左右),伴代谢性酸中毒[12]。在 98%浓度的氧气中给出生 7 天新生大鼠吸入 2%七氟烷也导致了严重的高碳酸血症($PaCO_2$ 80mmHg 左右),但未发生缺氧[13]。因此,我们模拟 20mg 戊巴比妥的作用,观察了高碳酸血症合并缺氧和代谢性酸中毒对新生大鼠的影响[31]。为此,我们将出生 7 天的新生大鼠暴露于 13%的 CO_2 中,结果发现其成年后海马 CA1 区突触的 LTP 诱导受损(图1.5)。通过 Morris 水迷宫实验评估发现,实验大鼠的学习获取能力在成年后也受到损害。在另一研究中,在吸入七氟烷或异氟烷的情况下,将新生 14 天大鼠分为自主呼吸(SB)组

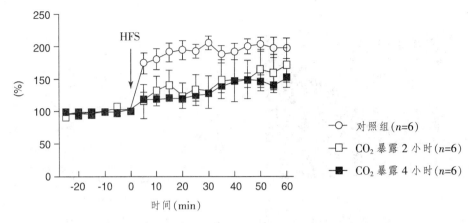

图 1.5　新生期高浓度 CO_2 暴露大鼠生长后期 HFS 后 60 分钟内 PSA 的时程反应。(摘自 Brain Res 2013; 1507:83–90)

或机械通气(MV)组[32]。结果发现,SB 组大鼠出现了高碳酸血症、缺氧和低血压,实验动物死亡率和海马神经元死亡率均明显高于 MV 组,SB 组大鼠在麻醉后 2 周的 Morriz 水迷宫测试成绩较差。因此,麻醉药物引起的呼吸抑制可能影响了新生啮齿类动物模型中神经毒性实验的结果。

1.3.2　合并伤害性刺激的影响

　　动物神经毒性研究通常是在缺少伤害性刺激的情况下孤立进行的, 这种情况不能反映麻醉和手术刺激的相互作用。因此,一项实验按照氯胺酮处理伴或不伴外周伤害性刺激(足底注射完全无害的安慰剂),将新生 7 天大鼠随机进行分组研究[33]。结果发现,氯胺酮使新生大鼠神经凋亡增多,而合并的外周伤害性刺激则可减轻这一现象。这项研究表明,在缺少疼痛刺激的情况下,单独暴露于麻醉药物可能增加神经毒性,这与其他动物实验结果相符。

1.3.3　麻醉时间

　　通常,动物实验中麻醉药物的暴露时间是几个小时,假设啮齿类动物和人类的寿命分别为 3 年和 75 年,啮齿类动物的几个小时则相当于人类的几天。在手术室内,儿童如此长时间暴露于麻醉药物的情况几乎是不可能发生的。

1.3.4　大脑快速发育期的差异

　　如上所述,啮齿类动物的大脑快速发育期被认为是出生后第 2~4 周[10],而人类的这一时期则出现在妊娠末 3 个月至出生后 3 年[30]。然而,一种结合了神经科学、进化科学、统计建模和计算机科学等更现代的神经信息学方法, 将不同物种的大脑发育期进行了对比,结果表明,新生 7 天大鼠的大脑发育状态更接近于孕 17~22 周的人类胎儿[34]。此外据报道,孕 14 天(相当于人类孕中期)的啮齿类动物暴露于异氟烷[35]或七氟烷[36],它们的后代在成年后会出现神经功能缺陷。这些研究表明,啮齿类动物在大脑快速发育期之前麻醉暴露,也可能引发神经毒性。因此,我们非常关注麻醉对儿童,特别是 3 岁以下儿童的影响[37]。而实际上这个问题可能主要与胎儿有关。最近,胎儿手术开始用于治疗先天性膈疝、先天性肺腺瘤样畸形、先天性心脏病等[38]。在胎儿手术中,经常可以观察到胎儿心脏抑制和心动过缓,尤其是在给予高浓度吸入麻醉药物时,这些可能会增加神经损伤的风险[39]。但是,对麻醉药物本身的作用仍不清楚。此外,当我们同时考虑麻醉时间的差异以及大脑快速发育期的差异时,最接近的临床情况可能是早产儿的长期镇静。但据我们所知,很少有研究评估长期使用镇静药物对早产儿的影响。在法国的一项多中心研究中,前瞻性评估了胎龄小于 33 周的早产儿长期(超过 7 天)使用镇静和(或)镇痛药物与5 岁时发生中度或重度残疾的关系[40]。结果表明,在经过倾向评分校正后,与对照组相比,这些镇静或镇痛治疗与 5 年后的神经系统不良预后无关。

1.4　小结

我们要强调的是,这个话题源于动物实验,而非临床问题。现实中也很难找到临床证据证明麻醉药物本身导致了儿童的神经功能障碍(如学习障碍)。正如上面所提到的,世界上几乎所有的麻醉医生都没有临床印象,认为麻醉会直接对婴幼儿和儿童的神经发育产生不良影响。最近有报道称,即使是动物实验中最有前景的发现,在人体试验中也往往得不到证实,并很少用于临床实践[41]。例如,在脑卒中的治疗方面,尽管已有很多正面的动物数据,但动物模型未能给人类提供一种神经保护治疗方法。关于麻醉药物是否真的对人类发育期大脑有神经毒性,我们的第一个清晰认识将来自于几个正在进行的前瞻性临床研究的结果[30]。

(覃怡 译　陈静 校)

参考文献

1. Uemura E, Levin ED, Bowman RE (1985) Effects of halothane on synaptogenesis and learning behavior in rats. Exp Neurol 89:520–529
2. Jevtovic-Todorovic V, Hartman RE, Izumi Y et al (2003) Early exposure to common anesthetic agents causes widespread neurodegeneration in the developing rat brain and persistent learning deficits. J Neurosci 23:876–882
3. Ikonomidou C, Bittigau P, Ishimaru MJ et al (2000) Ethanol-induced apoptotic neurodegeneration and fetal alcohol syndrome. Science 287:1056–1060
4. Olney JW, Young C, Wozniak DF et al (2004) Anesthesia-induced developmental neuroapoptosis. Does it happen in humans? Anesthesiology 101:273–275
5. Creeley CE, Olney JW (2010) The young: neuroapoptosis induced by anesthetics and what to do about it. Anesth Analg 110:442–448
6. Soriano SG, Liu Q, Li J et al (2010) Ketamine activates cell cycle signaling and apoptosis in the neonatal rat brain. Anesthesiology 112:1155–1163
7. Cattano D, Young C, Straiko MM et al (2008) Subanesthetic doses of propofol induce neuroapoptosis in the infant mouse brain. Anesth Analg 106:1712–1714

8. Stratmann G, May LD, Sall JW et al (2009) Effect of hypercarbia and isoflurane on brain cell death and neurocognitive dysfunction in 7-day-old rats. Anesthesiology 110:849–861

9. Loepke AW, Soriano SG (2008) An assessment of the effects of general anesthetics on developing brain structure and neurocognitive function. Anesth Analg 106:1681–1707

10. Vutskits L (2012) General anesthesia: a gateway to modulate synapse formation and neural plasticity? Anesth Analg 115:1174–1182

11. Perouansky M, Hemmings HC Jr (2009) Neurotoxicity of general anesthetics: cause for concern? Anesthesiology 111:1365–1371

12. Tachibana K, Hashimoto T, Kato R et al (2011) Long-lasting effects of neonatal pentobarbital administration on spatial learning and hippocampal synaptic plasticity. Brain Res 1388:69–76

13. Kato R, Tachibana K, Nishimoto N et al (2013) Neonatal exposure to sevoflurane causes significant suppression of hippocampal long-term potentiation in postgrowth rats. Anesth Analg 117:1429–1435

14. Briner A, Nikonenko I, De Roo M et al (2011) Developmental stage-dependent persistent impact of propofol anesthesia on dendritic spines in the rat medial prefrontal cortex. Anesthesiology 115:282–293

15. Mintz CD, Barrett KM, Smith SC et al (2013) Anesthetics interfere with axon guidance in developing mouse neocortical neurons in vitro via a -aminobutyric acid type A receptor mechanism. Anesthesiology 118:825–833

16. Ben-Ari Y (2002) Excitatory actions of gaba during development: the nature of the nurture. Nat Rev Neurosci 3:728–739

17. Brambrink AM, Evers AS, Avidan MS et al (2012) Ketamine-induced neuroapoptosis in the fetal and neonatal rhesus macaque brain. Anesthesiology 116:372–384

18. Sinner B, Friedrich O, Zink W et al (2011) The toxic effects of s(+)-ketamine on differentiating neurons in vitro as a consequence of suppressed neuronal Ca2+ oscillations. Anesth Analg 113:1161–1169

19. Huang L, Yang G (2015) Repeated exposure to ketamine-xylazine during early development impairs motor learning-dependent dendritic spine plasticity in adulthood. Anesthesiology 122:821–831

20. Tachibana K, Hashimoto T, Kato R et al (2012) Neonatal administration with dexmedetomidine does not impair the rat hippocampal synaptic plasticity later in adulthood. Paediatr Anaesth 22:713–719

21. Sanchez V, Feinstein SD, Lunardi N et al (2011) General anesthesia causes long-term impairment of mitochondrial morphogenesis and synaptic transmission in developing rat brain. Anesthesiology 115:992–1002

22. Boscolo A, Milanovic D, Starr JA et al (2013) Early exposure to general anesthesia disturbs mitochondrial fission and fusion in the developing rat brain. Anesthesiology 118:1086–1097

23. Head BP, Patel HH, Niesman IR et al (2009) Inhibition of p75 neurotrophin receptor attenuates isoflurane-mediated neuronal apoptosis in the neonatal central nervous system. Anesthesiology 110:813–825

24. Lemkuil BP, Head BP, Pearn ML et al (2011) Isoflurane neurotoxicity is mediated by p75NTR-RhoA activation and actin depolymerization. Anesthesiology 114:49–57

25. Pearn ML, Hu Y, Niesman IR et al (2012) Propofol neurotoxicity is mediated by p75 neurotrophin receptor activation. Anesthesiology 116:352–361

26. Koyama R, Tao K, Sasaki T et al (2012) GABAergic excitation after febrile seizures induces ectopic granule cells and adult epilepsy. Nat Med 18:1271–1278

27. Shen X, Dong Y, Xu Z et al (2013) Selective anesthesia-induced neuroinflammation in developing mouse brain and cognitive impairment. Anesthesiology 118:502–515

28. Twaroski DM, Yan Y, Olson JM et al (2014) Down-regulation of microRNA-21 is involved in the propofol-induced neurotoxicity observed in human stem cell-derived neurons. Anesthesiology 121:786–800

29. Sinner B, Becke K, Engelhard K (2014) General anaesthetics and the developing brain: an overview. Anaesthesia 69:1009–1022

30. Hansen TG (2015) Anesthesia-related neurotoxicity and the developing animal brain is not a significant problem in children. Paediatr Anaesth 25:65–72

31. Tachibana K, Hashimoto T, Takita K et al (2013) Neonatal exposure to high concentration of carbon dioxide produces persistent learning deficits with impaired hippocampal synaptic plasticity. Brain Res 1507:83–90

32. Wu B, Yu Z, You S et al (2014) Physiological disturbance may contribute to neurodegeneration induced by isoflurane or sevoflurane in 14 day old rats. PLoS One 9:e84622

33. Liu JR, Liu Q, Li J et al (2012) Noxious stimulation attenuates ketamine-induced neuroapoptosis in the developing rat brain. Anesthesiology 117:64–71

34. Loepke AW, McGowan FX Jr, Soriano SG (2008) CON: the toxic effects of anesthetics in the developing brain: the clinical perspective. Anesth Analg 106:1664–1669

35. Palanisamy A, Baxter MG, Keel PK et al (2011) Rats exposed to isoflurane in utero during early gestation are behaviorally abnormal as adults. Anesthesiology 114:521–528

36. Zheng H, Dong Y, Xu Z et al (2013) Sevoflurane anesthesia in pregnant mice induces neurotoxicity in fetal and offspring mice. Anesthesiology 118:516–526

37. Rappaport BA, Suresh S, Hertz S et al (2015) Anesthetic neurotoxicity—clinical implications of animal models. N Engl J Med 372:796–797

38. Sala P, Prefumo F, Pastorino D et al (2014) Fetal surgery: an overview. Obstet Gynecol Surv 69:218–228

39. Boat AC, Sadhasivam S, Loepke AW et al (2011) Outcome for the extremely premature neonate: how far do we push the edge? Paediatr Anaesth 21:765–770

40. Roze JC, Denizot S, Carbajal R et al (2008) Prolonged sedation and/or analgesia and 5-year neurodevelopment outcome in very preterm infants: results from the EPIPAGE cohort. Arch Pediatr Adolesc Med 162:728–733

41. Pound P, Bracken MB (2014) Is animal research sufficiently evidence based to be a cornerstone of biomedical research? BMJ 348:g3387

第2章

临床研究：包括预防与治疗

Yasushi Satoh

摘 要

科学界和公众越来越关注婴幼儿时期麻醉对神经发育的影响。2015年2月，《纽约时报》发表了一篇文章，告知父母有关婴幼儿麻醉的潜在危害。需要手术的患儿家长越来越多地向麻醉医生询问这个问题。但是，婴幼儿时期的麻醉暴露与不良神经发育结果之间的联系在现有的研究中尚未得到明确证实。在本章中，我们总结了这方面的临床研究结果，并对可能有助于解决该问题的预防和治疗措施进行了综述。

关键词 神经毒性；神经发育；儿童；全身麻醉药物

2.1 引言

1945年，Levy报道了3岁以下儿童的术后行为改变[1]。这些儿童表现出睡眠和进食障碍、分离焦虑、脾气暴躁及攻击性等问题，在接受全身麻醉的所有儿童中，多达60%的儿童会出现这种情况。但是，该研究仅仅观察了麻醉暴露后的短期行为改变。

人们对长期神经发育改变的关注来自2003年发表的一项实验室研究。Jevtovic-Todorovic等报道，7日龄大鼠接受全身麻醉后出现大脑细胞凋亡和成年后的学习障碍[2]。在这项研究之后，越来越多的证据表明，几乎所有的全身麻醉药物都会导致包括啮齿类动物和非人类灵长类动物在内的幼年动物的长期行为异常（见第1章）。这些改变

Y. Satoh
Department of Pharmacology, National Defense Medical College,
Tokorozawa, Saitama 359-8513, Japan

Department of Anesthesiology, National Defense Medical College,
Tokorozawa, Saitama 359-8513, Japan
e-mail: wndlt3@gmail.com

不仅包括学习障碍,还包括与自闭症(ASD)谱系障碍相关的社会缺陷[3]。目前,尚不清楚人类是否会出现类似的结果,但人们开始担心儿科和产科麻醉药物的安全性。这是一个罕见的例子,一项实验室研究结果促成了临床研究。据估计,仅在美国每年就有约 150 万婴幼儿接受外科手术麻醉[4]。所以,这是一个重要而紧迫的公共卫生问题。如果全身麻醉对发育期大脑存在有害影响,我们必须制订替代策略来实施婴幼儿的麻醉,包括找到不同作用机制和最小神经毒性的新型麻醉药物。

美国食品药品管理局(FDA)对于这一问题非常关注,与国际麻醉研究学会(IARS)共同发起了一个非营利的公私合作项目,名为“减少小儿麻醉相关神经毒性策略(SmartTots)”,以支持对该问题的研究。欧洲麻醉学会(ESA)发起了“欧洲儿童麻醉安全研究(欧洲之星)”项目,支持和促进研究组之间的会议和交流。

为了调查这一问题,研究者们利用队列数据开展了若干观察性研究。如果这些研究发现婴儿期暴露于麻醉没有造成显著影响,那么麻醉的安全性就可信了。但是事实并非如此。一些研究表明,婴儿期的麻醉暴露与长期神经发育改变之间存在联系。尽管因为回顾性观察研究方法的局限性,尚不能得出明确的结论,但这些研究促使后续的研究使用更强大的工具,以获得更有力的证据,证明暴露于麻醉药物后的结果。目前,正在进行一些前瞻性和(或)随机对照设计的临床研究,以探讨麻醉对儿童是否安全。

2.2   回顾性研究

迄今为止,大多数关于人类模型中麻醉药物神经毒性的研究结果都是从回顾性研究中获得的,而前瞻性研究的结果近年来才开始出现。尽管已经进行了许多研究,但预期结果尚未达成一致。一些研究报道显示,神经发育不良的发生率与婴儿期全身麻醉药物暴露之间存在显著的相关性,而另一些研究则没有。在本节中,我们对有代表性的回顾性研究进行了总结。

2.2.1   无同胞或双胞胎对照的回顾性研究

从 2009 年开始,回顾性队列研究的结果有了发现。这些研究以现有的出生队列、医院或健康登记数据等作为观察手段。尽管研究方法上存在局限,但这些回顾性研究在短时间内为这一问题提供了重要线索。

2.2.1.1   美国明尼苏达州以人群为基础的队列研究

Wilder 及其同事在美国梅奥诊所进行的以人群为基础的出生队列研究[5]具有里程碑意义。该研究使用大样本探讨了全身麻醉药物对儿童神经发育的远期影响。他们选择了 5357 名 1976—1982 年在明尼苏达州奥姆斯特德县 5 个镇出生的儿童,其中 593 名儿童在 4 岁前接受了全身麻醉,作者对这些儿童的学习障碍记录进行了回顾。他们发现,那些接受 2 次或 2 次以上全身麻醉,或者累计麻醉持续时间超过 120 分钟的儿童,在 19 岁以前发生学习障碍的风险增加[5]。有趣的是,单次麻醉与学习障碍的发生率无显著关系。

Sprung 等利用相同的队列, 研究了分娩过程中产前/胎儿麻醉暴露对神经发育的影响[6]。在这项研究中,4823 名儿童经阴道分娩,497 名儿童经剖宫产手术娩出。在剖宫产手术中,193 人接受全身麻醉,304 人接受区域麻醉。研究发现,各组儿童学习障碍的发生率没有差异;出生前接触麻醉药物并未使儿童学习障碍的风险增加。

Flick 等使用同一队列进行了另一项研究[7]。在这项研究中,他们根据学习障碍的潜在影响因素(如性别、出生体重、健康状况和胎龄)将 350 名在 2 岁前接受过麻醉的儿童与 700 名未接受过麻醉的儿童进行匹配。研究发现,多次接受过麻醉的儿童发生学习障碍的风险明显增加,这与 Wilder 等报道的结果一致[5]。

Sprung 等还进行了另一项研究, 利用同一队列研究了麻醉暴露与注意力缺陷/多动障碍(ADHD)之间的相关性[8]。研究发现,在调整混杂因素后,多次麻醉暴露与 ADHD 的风险增加有关,而单次麻醉暴露则没有影响,这与 Wilder 等的研究结论一致[5]。

2.2.1.2　美国纽约以人群为基础的队列研究

美国哥伦比亚大学的 DiMaggio 及其同事对纽约州医疗记录中 1999—2001 年出生的一群儿童[9]进行了出生队列研究,探讨了学习障碍与全身麻醉暴露的关系[9]。他们纳入 383 名 3 岁以下行腹股沟疝修补术的儿童与 5050 名没有疝气手术史的儿童, 并将他们按照年龄匹配。研究发现,单次麻醉暴露会导致儿童随后的发育或行为学评估异常风险增加 2.3 倍。

2.2.1.3　西澳大利亚以人群为基础的队列研究

美国哥伦比亚大学的 Ing 及同事与澳大利亚研究机构合作,对西澳大利亚妊娠队列中 1989—1992 年出生的儿童进行了研究, 分析全身麻醉暴露和神经发育结局的相关性[10]。在 2608 名儿童中,321 名于 3 岁前接受过麻醉,2287 名未接受过麻醉。研究者回顾了档案中有关语言能力、认知功能、运动功能和行为表现的数据,对儿童的神经发育结果进行了评估。他们发现,与 10 岁前未接受过麻醉的儿童相比,接受过麻醉的儿童发生语言和认知功能障碍的风险更高。在对人口学特征进行调整后,曾经接受过麻醉的儿童语言障碍的估计危险比为 1.87[95% 置信区间(CI),1.20~2.93],认知障碍的估计危险比为 1.69(95% CI,1.13~2.53)。而在运动功能方面,暴露组与未暴露组之间没有显著差异。

2.2.1.4　荷兰乌得勒支大学医学中心儿科医院的以医院为基础的队列研究

荷兰乌得勒支医学院的 Kalkman 及其同事进行了一项以医院为基础的队列研究,探讨第一次接受麻醉的年龄与神经行为发育的关系[11]。这项研究分析了 1987—1995 年间在该医院接受儿科泌尿手术的一组儿童, 队列中共有 243 名 6 岁以下的儿童接受麻醉。作者将临床异常评分的比值比作为第一次手术时年龄的函数。研究发现,6 个月以下儿童的调整后比值比为 1.38(95% CI,0.59~3.22),6~12 个月儿童为 1.19(95% CI,0.45~3.18),12~24 个月儿童为 1.20(95% CI,0.45~3.20)。然而,这更像是一项试点性研究,因为样本量太小,该研究无法得出有统计学意义的结果。

2.2.1.5 丹麦全国范围的队列研究

丹麦欧登塞大学医院的 Hansen 和同事进行了一项全国范围的出生队列研究,探讨在婴幼儿时期接受腹股沟疝手术和麻醉与随后学习成绩之间的关系[12]。研究以 1986—1990 年丹麦出生的 1 岁以内接受过腹股沟疝修补术的儿童为研究对象,暴露组由 2547 名儿童组成,与之年龄匹配的对照组由 13 640 名儿童组成。在调整已知的混杂因素(如性别、出生体重、父母教育)之前,暴露组的学业表现比对照组差。但当调整这些因素后,暴露组与对照组之间的差异无统计学意义。

Hansen 和同事用同一队列进行了另一项研究,观察 3 个月以下儿童接受幽门狭窄手术麻醉对其日后学业表现的影响[13]。暴露组有 779 名儿童,对照组有 14 665 名儿童。结果与上述研究的结果相似[12]。

来自同一研究团队的 Clausen 等使用相同的出生队列研究了唇腭裂手术麻醉对其日后学习成绩的影响[14]。暴露组有 509 名儿童,对照组有 14 677 名儿童,该样本占出生队列的 5%。与对照组相比,唇腭裂手术患儿的学习成绩得分较高,腭裂患儿和唇腭裂患儿的学习成绩得分较低。但是,这些差异没有统计学意义。因此作者认为,尽管尚无法完全排除麻醉药物的神经毒性,但麻醉并非神经发育障碍的危险因素[14]。

2.2.1.6 中国台湾的队列研究

中国台湾台北医科大学的 Chien 及其同事进行了一项出生队列研究,研究剖宫产术中全身麻醉与儿童发生 ASD 的关系[15]。他们从中国台湾全民数据中心挑选 2004—2007 年出生的儿童进行大样本研究[15]。其中纳入了 362 297 例经阴道分娩、161 992 例在区域麻醉下剖宫产娩出和 12 384 例在全身麻醉下剖宫产娩出的儿童。结果显示,每 1000 名儿童中 ASD 的年发病率分别为 0.77(95% CI,0.73~0.81)、0.92(95% CI,0.85~1.00)和 1.34(95% CI,1.06~1.69)。因此,作者认为儿童发生 ASD 的风险与全身麻醉下剖宫产有关,这与 Sprung 等的研究结果相反[6]。另一方面,区域麻醉下剖宫产和自然经阴道分娩的新生儿发生 ASD 的风险没有显著差异。不过,该研究结果可能存在偏倚,因为全身麻醉下剖宫产主要用于有妊娠并发症或紧急分娩的产妇,而妊娠并发症往往与儿童自闭症风险增加有关。

2.2.1.7 美国加州大学旧金山分校以医院为基础的队列研究

美国加州大学旧金山分校的 Stratmann 和同事进行了一项以医院为基础的队列研究,探讨幼儿时期麻醉暴露与成年后认知记忆的相关性[16]。作者对 1 岁前接受过全身麻醉的 6~11 岁儿童进行了回顾性研究,并与未接受过麻醉的对照组儿童进行年龄和性别的匹配。他们从 2004 年美国加州大学旧金山分校和 Davis 分校的麻醉数据库中挑选了 28 名曾经接受过麻醉的儿童纳入暴露组。对照组儿童是从父母的登记中选出的,他们的父母之前表示有兴趣让孩子参与这项研究。研究对象的选择是作为本研究的一个前瞻性部分在研究开始后进行的。研究的主要发现是婴儿期麻醉暴露会损害回忆性记忆,但对智商没有显著影响[16]。然而,这项研究的样本量较小。

2.2.1.8 瑞典全国范围的队列研究

瑞典卡尔马县医院以及卡罗林斯卡学院的 Glatz 和同事进行了一项全国性的队列研究,采用大样本研究了全身麻醉药物对儿童神经发育的远期影响[17]。该研究选择了 2 174 073 名 1973—1993 年在瑞典出生的儿童,其中在 4 岁前单次接受过麻醉的儿童 33 514 名,多次接受过麻醉的儿童 3640 名;未接受过麻醉的对照组儿童 159 619 名与之相匹配。通过这些儿童 16 岁时的在校成绩和 18 岁时的智商测试分数来评估其学习和认知表现。研究发现,与对照组相比,4 岁前接受过单次麻醉的儿童学习成绩和智商测试分数相对较低,尽管差异很小,但具有统计学意义。而多次接受过麻醉也导致了同样程度的差异。有趣的是,这些差异明显低于性别、母亲的教育水平或者同年出生月份等引起的差异。因此,作者指出,许多其他因素对儿童神经发育的远期影响远比麻醉暴露大得多[17]。

2.2.2 同胞或双胞胎对照的回顾性研究

上述回顾性研究的一个严重缺点是无法将全身麻醉的影响与许多潜在的混杂因素区分开来。同胞或双胞胎对照的研究设计是一种非常有效的方法,因为大量潜在的混杂因素被控制在双胞胎和兄弟姐妹之间,这种方法常在精神病学研究中被使用。例如,个人成长环境和遗传差异可以通过这些研究设计来解决,尤其父母的教育和社会经济地位产生的环境偏差是神经认知研究中至关重要的混杂因素[24]。此外,这些研究设计可以控制许多在传统队列研究中无法衡量的混杂因素。一些研究人员通过这些研究设计将全身麻醉的影响与许多潜在的影响因素分离开来。

2.2.2.1 荷兰全国范围双胞胎队列研究

荷兰阿姆斯特丹自由大学的 Bartels 和同事进行了一次全国范围的双胞胎出生队列研究,探讨了麻醉暴露与儿童的学业成绩之间的关系[18]。本研究通过荷兰双胞胎儿童注册中心选取了 1143 对 1986—1995 年出生的同卵双胞胎。作者通过回顾他们在 12 岁时的标准化考试分数和教师评价,评估了他们的学习成绩和认知问题。结果显示,3 岁以前的麻醉暴露与儿童学习障碍的发生率存在相关性。然而,暴露不一致的成对双胞胎(其中一个接受过麻醉,而另一个没有)之间没有差异。因此,作者认为麻醉暴露与随后生活中的认知表现没有相关性。然而,梅奥诊所等临床团队对这一结论提出了异议,称其对学习成绩的评估不准确[19]。

2.2.2.2   美国纽约以人群为基础的同胞队列研究

美国哥伦比亚大学的 DiMaggio 和同事进行了一项以人群为基础的同胞队列研究,探讨麻醉暴露次数和发育或行为损害风险之间的关系。这项研究通过纽约医疗记录选择了 1999—2005 年出生的兄弟姐妹[20]。在 10 450 名兄弟姐妹中,有 304 名儿童在 3 岁以前接受过外科手术,10 146 名儿童没有接受过手术。通过对性别和出生相关医疗并发症病史的调整,将同胞情况进行归类后,评估单次麻醉暴露与儿童发育或行为障碍的危险比为 1.1(95% CI,0.8~1.4),两次暴露者为 2.9(95% CI,2.5~3.1),两次以上麻醉暴露者为 4.0(95% CI,3.5~4.5)。

2.2.2.3   波多黎各地区以人群为基础的同胞病例对照研究

波多黎各大学的 Creagh 和同事进行了以人群为基础的同胞病例对照研究,探讨麻醉暴露与 ASD 之间的关系。本研究选取了在波多黎各出生的 262 名 ASD 患儿和 253 名没有患 ASD 的儿童(ASD 患儿的兄弟姐妹)[21]。他们对相关变量进行了评估,包括人口统计学数据、诊断、ASD 的严重程度、麻醉暴露史以及配对同胞中麻醉暴露的年龄。在 262 名 ASD 患儿中,有 99 名在 ASD 确诊前曾接触过麻醉药物。而 253 名没有患 ASD 的儿童中,有 110 名曾接受过麻醉。因此,作者得出结论,麻醉暴露并不增加儿童 ASD 的发生率。

2.2.3   回顾性研究的局限性

虽然上述研究为这一问题提供了重要的认识,但由于研究本身的许多局限性,在分析结果时要小心谨慎。其中一些局限性与回顾性队列研究的本质有关,本节将就这些研究的局限性进行综述。

2.2.3.1   麻醉药物的使用特点

在上面提到的许多回顾性队列研究中,儿童麻醉暴露的时间在 20 世纪 70 年代末到 20 世纪 80 年代初。正如一些研究者指出的,在这一时期使用的麻醉药物不同于现在使用的麻醉药物[22,23]。在 Wilder 等的研究中[5],最常用的麻醉药物组合是氧化亚氮(88.1%)和氟烷(87.5%)。Kalkman 等[11]报道的数据中也常使用氟烷。但是,自 20 世纪 80 年代初以来,氟烷已不再是临床常用的麻醉药物,氧化亚氮也已较少使用。可见,当年的麻醉药物与目前麻醉领域中使用的麻醉药物的特性已有很大的不同。在这种情况下,DiMaggio 等[8]的研究缺乏关于麻醉暴露和特定药物使用的确切信息,尽管麻醉药物的使用时间、累积剂量和特定的麻醉药物可能影响神经发育的结果[24,25]。

2.2.3.2   研究结果缺乏标准化评价

由于研究最终定义不明确,一些研究难以对结果进行标准化评价。例如,在 Wilder

等[5]的研究中，"学习障碍"的结果评定是多样化的，这就意味着三种不同类型的指标"阅读、书面语言和数学障碍"被合并成同一种指标来比较。因此，本研究对"学习障碍"的定义是一种无条件的决定，而不是一种特定的神经心理学测试结果[23]。DiMaggio 等[9]研究中使用的国际疾病分类第 9 版(ICD-9)的诊断代码也可能有所局限，因为当地编码的使用习惯以及错误的分类会导致这些代码发生变化[23]。Bartels 等[17]研究中的学业成绩分数也可能是有局限的，因为教师评分可能受到许多偏见的影响[21]。

2.2.3.3　其他混杂因素

在这一问题上有许多潜在的混杂因素需要调整。此外，许多混杂因素可能仍然不明确。其中一个最重要的混杂因素是，儿童接受麻醉的原因是接受手术或进行影像学检查，因此在解释结果的时候我们应该更谨慎一些。因为这些结果不可避免地与需要麻醉和手术的潜在病理因素有关。此外，其他并存因素(如外科手术)可能同样影响神经发育的结果。外科手术可能导致创伤，包括炎症反应、血流动力学改变和低体温，这些都是继发于手术本身的影响因素。

2.2.4　荟萃分析(Meta 分析)

在本节中，我们对一些回顾性研究的荟萃分析进行了综述。

2.2.4.1　回顾性研究的荟萃分析

Wang 及其同事完成了上述 7 项回顾性研究的荟萃分析 (发表于 2000 年 1 月 1 日至 2013 年 2 月 1 日)[4,8-12,18]，总结了幼年时期的麻醉暴露与日后生活中的行为结果之间的关系[26]。作者估计，4 岁之前的麻醉暴露与神经发育障碍相关的综合危险比为 1.25 (95% CI，1.13~1.38，$P< 0.001$)。作者还指出，多次麻醉暴露是神经发育障碍的危险因素，在这些儿童中的危险比为 1.75(95% CI，1.31~2.33，$P< 0.001$)。

2.3　前瞻性研究

上述回顾性研究的结果并不能明确地说明婴儿期麻醉暴露与长期神经发育改变之间的关系。因此，在下一阶段，需要使用更强大的工具提供更有力的证据。在前瞻性试验中，可以在研究开始之前确定研究结果的标准化方法。在本节中，我们回顾了几项前瞻性研究。

2.3.1　半前瞻性研究

在一些研究中，尽管受试者是回顾性选择的，但是在对受试者进行随访评估之前，结果的评价标准已经被确定下来。因此，这些研究被称为半前瞻性或双向性研究，用于对回顾性队列的前瞻性评估。

2.3.1.1　PANDA(小儿麻醉神经发育评估)研究

PANDA 研究是一项由哥伦比亚大学发起的,由美国 8 个研究机构参与的多中心的同胞配对队列研究,它采用双向设计,旨在探讨麻醉药物对认知功能的远期影响。本研究的主要结局指标是总体认知功能(IQ)。研究纳入了一组回顾性获得的 500 对兄弟姐妹,麻醉暴露组为 36 月龄前在单次麻醉下择期行腹股沟疝修补术的患儿,并与没有麻醉暴露的兄弟姐妹组成同胞配对。随访期为 15 年,在 8 岁和 15 岁时进行神经发育和认知评估。

尽管 PANDA 研究尚未完成,但迄今已发表了 2 份中期报道。2012 年,作者报道了一项小型试点研究的结果,比较了 28 对 6~11 岁同胞的 IQ 评分,以证实研究设计的可行性[27]。试验数据提示,两组间的整体认知功能没有显著差异。2016 年,作者报道了 105 对同胞 10 岁时的比较结果[28]。结果提示,两组之间的 IQ 评分没有显著的统计学差异。

2.3.1.2　MASK(梅奥儿童麻醉安全性)研究

MASK 研究是一项以人群为基础的出生队列研究,采用双向设计,研究儿童在 3 岁之前麻醉暴露是否与神经发育异常有关。该研究由梅奥诊所和美国国家毒理学研究中心共同发起。研究对象为 1994—2007 年出生在明尼苏达州奥姆斯特德县的所有当地儿童。本研究选择了 3 岁前接受过多次、单次或没有接受过麻醉的儿童,通过使用在研究开始前确定的一系列神经认知测验来评估这些儿童的神经心理特征[29]。这项研究正在进行中。

2.3.2　前瞻性随机研究

随机对照研究是一项很有吸引力的研究设计, 可以避免以往回顾性队列研究中的许多局限。这种设计可以解决许多混杂因素,甚至是未知的混杂因素,这些因素不能通过匹配对照来排除[30]。但是,出于伦理考虑,对健康儿童实施全身麻醉是不合理的,而对没有麻醉的儿童进行手术也是不可能的。因此,安慰剂对照的随机临床试验很难施行。不过,已经进行了一项研究来解决这些困难。

2.3.2.1　GAS(全身麻醉和区域麻醉)研究

GAS 研究是一项随机对照设计的国际多中心队列研究。该研究是为了研究在婴儿期全身麻醉对神经发育结果的影响。这项研究是由美国波士顿儿童医院和澳大利亚墨尔本皇家儿童医院的 GAS 联合会发起的,其中包括来自澳大利亚、意大利、美国、英国、加拿大、荷兰和新西兰的 28 家医院。这项研究纳入了 772 例出生后总孕周数小于 60 周的婴儿,接受不同的麻醉方式进行腹股沟疝修补术。参与者被随机分配接受全身麻醉或者清醒区域麻醉。全身麻醉组由 359 名婴儿组成,接受 1 次七氟烷麻醉,持续时间小于 1 小时。区域麻醉组由 363 名婴儿组成。研究通过对神经发育测试和智力测试来分析受试者神经发育的结果。随访期为 5 年,在 2 岁和 5 岁时进行评估。它是该领域第一个,也是迄今为止唯一的一项随机临床试验。

虽然 GAS 研究尚未完成,但迄今已发表了一份中期报道。2015 年,Davidson 等[31]发表了受试儿童 2 岁时神经发育结果的评测报告。作者并未发现两组之间的神经发育结果存在显著差异。但是,作者注意到该评估系统的敏感性存在局限:"在 2 岁时,很难准确诊断某些疾病,如自闭症谱系障碍"[31]。因此,这些结果没有为结论提供明确的证据,需等待 5 岁时的最终评测分析才能得出结论。

2.3.3　前瞻性和随机研究的局限性

尽管前瞻性和随机研究设计可以提供有力的证据和重要的信息，但它们也存在一些局限性。前瞻性研究需要耗费大量的时间才能完成,因为麻醉暴露和评估之间的随访时间非常长。因此,尚未得出最终的结论。

在 GAS 研究中,参与者仅限于单次麻醉暴露的患者。即使 GAS 研究没有发现短时间或单次麻醉暴露导致的不良后果，他们也不能排除长时间或多次麻醉暴露导致神经发育不良后果的可能性。而要设计一项随机试验来评估多次麻醉暴露是否会产生不良的神经发育结果是非常困难的[32]。此外,我们可能并不知道"没有产生任何后果的单次麻醉暴露最后是否为产生不良后果的多次麻醉暴露中的因素之一"[32]。在 GAS 研究中,为了与区域麻醉的时间相匹配,全身麻醉的平均时间为 54 分钟。正如作者所指出的[30],这种暴露的持续时间相对较短,因为大多数动物研究表明,通常需要 2 小时或 3 小时的麻醉暴露才能诱导神经发育结果的改变。

2.4　预防和治疗

如果儿童接受手术,在很多情况下接触麻醉药物是在所难免的,因为没有替代品。在麻醉药物对人类神经毒性的全面结论得出之前，已经开发了可能有助于预防小儿麻醉药物潜在神经毒性的方法,以保证小儿麻醉的安全性。尽管这些研究中的大多数研究尚未完成,但在本节中,仍有几项研究可以回顾。

2.4.1　麻醉实践的改变

目前,尚无法从以上提到的人类研究中得出全面的结论。因此,很难就儿科麻醉的具体实践指南或改变提出任何建议。

以上提到的许多回顾性队列研究都对 3 岁以前接受麻醉的儿童进行了评估。然而,目前没有明确任何安全年龄的临界值。由于大脑发育的种属间差异,安全年龄的临界值不能从动物研究中推断出来。

2.4.2 右美托咪定为基础的麻醉

一项动物研究表明,右美托咪定可能有助于避免全身麻醉对神经发育的有害影响[33]。新加坡 KK 妇女儿童医院的 Bong 及同事研究了右美托咪定基础麻醉代替婴儿全身麻醉药物的可行性[34]。作者回顾性地分析了 50 例婴儿接受右美托咪定镇静联合骶管麻醉替代全身麻醉行腹股沟疝修补术的病例。作者发现,没有患儿出现明显的心动过缓或需要气管插管的情况。因此,他们得出结论,这种方法也许可行。但是,评估神经发育结果的长期随访还未进行。

与 Bong 等的研究类似[34],澳大利亚的默多克儿童研究所的 T-REX 研究探讨了右美托咪定麻醉用于婴儿的下肢、泌尿和下腹部手术的可行性。这项研究使用右美托咪定和阿片类药物(瑞芬太尼)联合骶管麻醉完成手术。研究结局是对麻醉过浅进行干预,对血流动力学改变进行干预以及放弃原麻醉方案的比率。这项研究已经完成,结果尚待公布。

(龚拯 译　陈静 校)

参考文献

1. Levy D (1945) Psychic trauma of operations in children and a note on combat neurosis. Am J Dis Child 69:7–25
2. Jevtovic-Todorovic V, Hartman RE, Izumi Y, Benshoff ND, Dikranian K, Zorumski CF, Olney JW, Wozniak DF (2003) Early exposure to common anesthetic agents causes widespread neurodegeneration in the developing rat brain and persistent learning deficits. J Neurosci Off J Soc Neurosci 23(3):876–882
3. Satomoto M, Satoh Y, Terui K, Miyao H, Takishima K, Ito M, Imaki J (2009) Neonatal exposure to sevoflurane induces abnormal social behaviors and deficits in fear conditioning in mice. Anesthesiology 110(3):628–637. doi:10.1097/ALN.0b013e3181974fa2
4. DeFrancces CJ, Cullen KA, Kozak LJ (2007) National Hospital Discharge Survey: 2005 annual summary with detailed diagnosis and procedure data. Vit Health Stat Series 13, Data from the National Health Survey (165):1–209
5. Wilder RT, Flick RP, Sprung J, Katusic SK, Barbaresi WJ, Mickelson C, Gleich SJ, Schroeder DR, Weaver AL, Warner DO (2009) Early exposure to anesthesia and learning disabilities in a population-based birth cohort. Anesthesiology 110(4):796–804. doi:10.1097/01.anes.0000344728.34332.5d
6. Sprung J, Flick RP, Wilder RT, Katusic SK, Pike TL, Dingli M, Gleich SJ, Schroeder DR, Barbaresi WJ, Hanson AC, Warner DO (2009) Anesthesia for cesarean delivery and learning disabilities in a population-based birth cohort. Anesthesiology 111(2):302–310. doi:10.1097/ALN.0b013e3181adf481
7. Flick RP, Katusic SK, Colligan RC, Wilder RT, Voigt RG, Olson MD, Sprung J, Weaver AL, Schroeder DR, Warner DO (2011) Cognitive and behavioral outcomes after early exposure to anesthesia and surgery. Pediatrics 128(5):e1053–e1061. doi:10.1542/peds.2011-0351
8. Sprung J, Flick RP, Katusic SK, Colligan RC, Barbaresi WJ, Bojanic K, Welch TL, Olson MD, Hanson AC, Schroeder DR, Wilder RT, Warner DO (2012) Attention-deficit/hyperactivity disorder after early exposure to procedures requiring general anesthesia. Mayo Clin Proc 87(2):120–129. doi:10.1016/j.mayocp.2011.11.008
9. DiMaggio C, Sun LS, Kakavouli A, Byrne MW, Li G (2009) A retrospective cohort study of the association of anesthesia and hernia repair surgery with behavioral and developmental disorders in young children. J Neurosurg Anesthesiol 21(4):286–291. doi:10.1097/ANA.0b013e3181a71f11

10. Ing C, DiMaggio C, Whitehouse A, Hegarty MK, Brady J, von Ungern-Sternberg BS, Davidson A, Wood AJ, Li G, Sun LS (2012) Long-term differences in language and cognitive function after childhood exposure to anesthesia. Pediatrics 130(3):e476–e485. doi:10.1542/peds.2011-3822

11. Kalkman CJ, Peelen L, Moons KG, Veenhuizen M, Bruens M, Sinnema G, de Jong TP (2009) Behavior and development in children and age at the time of first anesthetic exposure. Anesthesiology 110(4):805–812. doi:10.1097/ALN.0b013e31819c7124

12. Hansen TG, Pedersen JK, Henneberg SW, Pedersen DA, Murray JC, Morton NS, Christensen K (2011) Academic performance in adolescence after inguinal hernia repair in infancy: a nationwide cohort study. Anesthesiology 114(5):1076–1085. doi:10.1097/ALN.0b013e31820e77a0

13. Hansen TG, Pedersen JK, Henneberg SW, Morton NS, Christensen K (2013) Educational outcome in adolescence following pyloric stenosis repair before 3 months of age: a nationwide cohort study. Paediatr Anaesth 23(10):883–890. doi:10.1111/pan.12225

14. Clausen NG, Pedersen DA, Pedersen JK, Moller SE, Grosen D, Wehby GL, Christensen K, Hansen TG (2016) Oral clefts and academic performance in adolescence: the impact of anesthesia-related neurotoxicity, timing of surgery, and type of oral clefts. Cleft Palate Craniofac J. doi:10.1597/15-185

15. Chien LN, Lin HC, Shao YH, Chiou ST, Chiou HY (2015) Risk of autism associated with general anesthesia during cesarean delivery: a population-based birth-cohort analysis. J Autism Dev Disord 45(4):932–942. doi:10.1007/s10803-014-2247-y

16. Stratmann G, Lee J, Sall JW, Lee BH, Alvi RS, Shih J, Rowe AM, Ramage TM, Chang FL, Alexander TG, Lempert DK, Lin N, Siu KH, Elphick SA, Wong A, Schnair CI, Vu AF, Chan JT, Zai H, Wong MK, Anthony AM, Barbour KC, Ben-Tzur D, Kazarian NE, Lee JY, Shen JR, Liu E, Behniwal GS, Lammers CR, Quinones Z, Aggarwal A, Cedars E, Yonelinas AP, Ghetti S (2014) Effect of general anesthesia in infancy on long-term recognition memory in humans and rats. Neuropsychopharmacology 39(10):2275–2287. doi:10.1038/npp.2014.134

17. Glatz P, Sandin RH, Pedersen NL, Bonamy AK, Eriksson LI, Granath F (2017) Association of anesthesia and surgery during childhood with long-term academic performance. JAMA Pediatr 171(1):e163470. doi:10.1001/jamapediatrics.2016.3470

18. Bartels M, Althoff RR, Boomsma DI (2009) Anesthesia and cognitive performance in children: no evidence for a causal relationship. Twin Res Hum Genet 12(3):246–253. doi:10.1375/twin.12.3.246

19. Flick RP, Wilder RT, Sprung J, Katusic SK, Voigt R, Colligan R, Schroeder DR, Weaver AL, Warner DO (2009) Anesthesia and cognitive performance in children: no evidence for a causal relationship. Are the conclusions justified by the data? Response to Bartels et al., 2009. Twin Res Hum Genet 12(6):611–612 . doi:10.1375/twin.12.6.611discussion 613–614

20. DiMaggio C, Sun LS, Li G (2011) Early childhood exposure to anesthesia and risk of developmental and behavioral disorders in a sibling birth cohort. Anesth Analg 113(5):1143–1151. doi:10.1213/ANE.0b013e3182147f42

21. Creagh O, Torres H, Rivera K, Morales-Franqui M, Altieri-Acevedo G, Warner D (2015) Previous exposure to anesthesia and autism spectrum disorder (ASD): a Puerto Rican Population-Based Sibling Cohort Study. Bol Asoc Med P R 107(3):29–37

22. Sinner B, Becke K, Engelhard K (2014) General anaesthetics and the developing brain: an overview. Anaesthesia 69(9):1009–1022. doi:10.1111/anae.12637

23. Sun L (2010) Early childhood general anaesthesia exposure and neurocognitive development. Br J Anaesth 105(Suppl 1):i61–i68. doi:10.1093/bja/aeq302

24. Kodama M, Satoh Y, Otsubo Y, Araki Y, Yonamine R, Masui K, Kazama T (2011) Neonatal desflurane exposure induces more robust neuroapoptosis than do isoflurane and sevoflurane and impairs working memory. Anesthesiology 115(5):979–991. doi:10.1097/ALN.0b013e318234228b

25. Liang G, Ward C, Peng J, Zhao Y, Huang B, Wei H (2010) Isoflurane causes greater neurodegeneration than an equivalent exposure of sevoflurane in the developing brain of neonatal mice. Anesthesiology 112(6):1325–1334. doi:10.1097/ALN.0b013e3181d94da5

26. Wang X, Xu Z, Miao CH (2014) Current clinical evidence on the effect of general anesthesia on neurodevelopment in children: an updated systematic review with meta-regression. PLoS One 9(1):e85760. doi:10.1371/journal.pone.0085760

27. Sun LS, Li G, DiMaggio CJ, Byrne MW, Ing C, Miller TL, Bellinger DC, Han S, McGowan FX (2012) Feasibility and pilot study of the Pediatric Anesthesia NeuroDevelopment Assessment (PANDA) project. J Neurosurg Anesthesiol 24(4):382–388. doi:10.1097/

ANA.0b013e31826a0371

28. Sun LS, Li G, Miller TL, Salorio C, Byrne MW, Bellinger DC, Ing C, Park R, Radcliffe J, Hays SR, DiMaggio CJ, Cooper TJ, Rauh V, Maxwell LG, Youn A, McGowan FX (2016) Association between a single general anesthesia exposure before age 36 months and neurocognitive outcomes in later childhood. JAMA 315(21):2312–2320. doi:10.1001/jama.2016.6967

29. Gleich SJ, Flick R, Hu D, Zaccariello MJ, Colligan RC, Katusic SK, Schroeder DR, Hanson A, Buenvenida S, Wilder RT, Sprung J, Voigt RG, Paule MG, Chelonis JJ, Warner DO (2015) Neurodevelopment of children exposed to anesthesia: design of the Mayo Anesthesia Safety in Kids (MASK) study. Contemp Clin Trials 41:45–54. doi:10.1016/j.cct.2014.12.020

30. Davidson AJ, McCann ME, Morton NS, Myles PS (2008) Anesthesia and outcome after neonatal surgery: the role for randomized trials. Anesthesiology 109(6):941–944. doi:10.1097/ALN.0b013e31818e3f79

31. Davidson AJ, Disma N, de Graaff JC, Withington DE, Dorris L, Bell G, Stargatt R, Bellinger DC, Schuster T, Arnup SJ, Hardy P, Hunt RW, Takagi MJ, Giribaldi G, Hartmann PL, Salvo I, Morton NS, von Ungern Sternberg BS, Locatelli BG, Wilton N, Lynn A, Thomas JJ, Polaner D, Bagshaw O, Szmuk P, Absalom AR, Frawley G, Berde C, Ormond GD, Marmor J, McCann ME, GAS consortium (2016) Neurodevelopmental outcome at 2 years of age after general anaesthesia and awake-regional anaesthesia in infancy (GAS): an international multicentre, randomised controlled trial. Lancet 387(10015):239–250. doi:10.1016/S0140-6736(15)00608-X

32. Warner DO, Flick RP (2016) Anaesthetics, infants, and neurodevelopment: case closed? Lancet 387(10015):202–204. doi:10.1016/S0140-6736(15)00669-8

33. Sanders RD, Xu J, Shu Y, Januszewski A, Halder S, Fidalgo A, Sun P, Hossain M, Ma D, Maze M (2009) Dexmedetomidine attenuates isoflurane-induced neurocognitive impairment in neonatal rats. Anesthesiology 110(5):1077–1085. doi:10.1097/ALN.0b013e31819daedd

34. Bong CL, Yeo AS, Fabila T, Tan JS (2016) A pilot study of dexmedetomidine sedation and caudal anesthesia for inguinal hernia repair in infants. Paediatr Anaesth. doi:10.1111/pan.12907

第 3 章
对小儿麻醉的启示

Koichi Yuki, Yasushi Mio, Shoichi Uezono

摘 要

　　临床前研究已表明，挥发性麻醉药和静脉麻醉药可导致新生啮齿类动物和猴子的神经细胞凋亡，这些研究引起了人们对婴幼儿麻醉用药的关注。回顾性研究提示，婴儿期接受多次麻醉和外科手术与随后的学习障碍之间存在关联。麻醉是外科手术和操作过程中必不可少的组成部分，作为麻醉的提供者，我们必须了解麻醉药物对发育期大脑的潜在风险。本章的目的是回顾有关新生动物和婴幼儿中麻醉相关神经毒性的文献。

关键词　麻醉药物；凋亡；神经毒性；儿科

3.1　引言

　　麻醉药物对儿童潜在的神经毒性正越来越受到人们的关注。Ikonomidou 及其同事于 1999 年发表的一项里程碑式的研究提示，N-甲基-D-天冬氨酸(NMDA)受体拮抗剂可增加出生 14 天内新生大鼠的大脑神经细胞凋亡[1]。2000 年他们又报道了 γ-氨基丁酸(GABA)受体激动剂也会增加新生大鼠大脑神经元凋亡[2]。虽然一些麻醉药物的作用机制尚未明确，但 NMDA 和 GABA$_A$ 受体被认为是麻醉药物在中枢神经系统的主要作用靶点(表 3.1)。此后，研究人员进行了一系列研究，以阐明麻醉药物是否确实存在神

K. Yuki, M.D.
Cardiac Anesthesia Division, Department of Anesthesiology, Perioperative and Pain
Medicine, Boston Children's Hospital, Boston, MA, USA

Y. Mio, M.D. • S. Uezono, M.D. (✉)
Department of Anesthesia, Jikei University,
3-25-8 Nishishimbashi, Minato-ku, Tokyo 105-0003, Japan
e-mail: uezono@jikei.ac.jp

表 3.1 作用于 NMDA 受体和 GABA_A 受体的麻醉药物	
NMDA 受体	GABA_A 受体
氯胺酮	咪达唑仑
氧化亚氮	丙泊酚
氙气	依托咪酯
	硫喷妥钠
	异氟烷
	七氟烷

注:NMDA,N-甲基-D-天门冬氨酸;GABA,γ-氨基丁酸。

经毒性。

Jevtovic-Todorovic 及其同事在 2003 年进行的一项研究表明，早期暴露于常用麻醉药物(复合使用咪达唑仑、异氟烷和氧化亚氮)会引起新生大鼠广泛的神经细胞凋亡，并导致随后的神经功能损害[3]。这项研究的结果令人震惊，引发了全世界范围内对于麻醉相关神经毒性的研究。2007 年，美国食品药品管理局(FDA)宣布，麻醉药物对儿童患者可能具有潜在的神经毒性风险，尽管目前没有足够的证据将动物研究的发现推论至人类。FDA 还与国际麻醉研究协会合作，发起了 SmartTots 计划(减轻小儿麻醉相关神经毒性的策略)。《新英格兰医学杂志》最近发表的一篇社论指出："当我们仍在等待能够确定麻醉药物是否会对人体造成伤害的临床研究结果时，外科医生、麻醉医生和患儿家长需谨慎考虑外科手术的紧迫性，尤其是 3 岁以下儿童[4]。"在这篇文章的基础上，《纽约时报》发表了一篇题为《来自研究人员的警告:不确定的小儿麻醉风险》的文章。作为儿科麻醉的提供者，我们必须了解什么是已知的信息以及什么是未知的信息，以便为患者及其家庭提供最好的帮助，为其他医学专业人士提供可靠的信息。本章的目的是综述小儿麻醉相关神经毒性的最新进展。值得关注的是，在某些情况下，麻醉药物具有抗炎作用和神经保护作用[5]。不过，深入研究麻醉药物的神经保护作用和神经毒性作用之间的关系和平衡已经超出了本部分的讨论范围。

3.2　大脑发育与凋亡

3.2.1　神经发育

大脑要经历几个阶段才能发育成熟 (图 3.1)。神经胚的发育是从外胚层形成神经板，再由神经板转变成神经管。随着神经元的增殖和迁移，大脑结构建立。虽然神经元和突触连接的形成贯穿一生，但中枢神经系统的突触暴发性生成(即突触生成高峰)发生于妊娠末 3 个月至出生后 2~3 岁。在此期间，细胞凋亡(即细胞程序性死亡)控制着神经

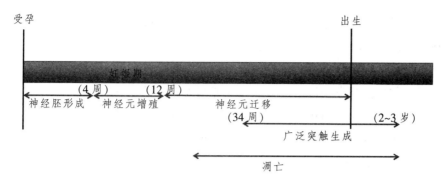

图 3.1 大脑和神经发育。

元和突触的数量,消除不必要的神经元和突触的形成,此过程被称为"修剪"。多达 50%
的神经元在此过程中被消除。由此看来,凋亡是大脑发育过程中的正常部分。

各种介质在大脑发育中至关重要。谷氨酸是一种兴奋性神经递质,其通过与谷氨酸
受体结合(包括 NMDA 受体),参与神经发生[6]。GABA 也是一种重要的神经递质,在发育
期大脑中,由于细胞内氯离子浓度较高,GABA 受体具有兴奋性,可导致细胞膜去极化。
而随着大脑的发育,细胞内氯离子浓度逐渐降低,GABA 受体的作用由兴奋性转为抑制
性[7]。此外,脑源性神经营养因子(BDNF)可调控祖细胞的分化。我们有理由相信,任何改
变这些介质环境的刺激都会影响大脑发育过程。

3.2.2 凋亡

细胞凋亡通过半胱氨酸蛋白酶(即 caspases)的作用发生,可降解细胞成分。细胞凋
亡主要分为两条途径:外源性(死亡受体)途径和内源性(线粒体)途径。外源性途径是通
过多种介质激活死亡受体,如肿瘤坏死因子(TNF)受体和 FAS 受体,并触发 caspase 8 的
活化。内源性途径是由多种因素(包括辐射、营养剥夺、缺氧等)改变线粒体的膜电位和
通透性,将细胞色素 C 释放入细胞质内,从而激活 caspase 9。在这两种途径中,caspase 3
随后被激活,最终导致 DNA 断裂。有别于细胞坏死后释放细胞内容物引发炎症,凋亡
细胞迅速被吞噬细胞所吞噬,从而免于炎性反应。凋亡是正常发育过程和病理过程的
一部分。

3.3 麻醉相关神经毒性研究

3.3.1 啮齿类动物

啮齿类动物,特别是大鼠,一直是麻醉相关神经毒性研究的主要对象。既往研究已
经在组织学和功能上评估了不同麻醉药物对发育期大脑的影响。组织学评估大多评估
细胞凋亡的程度和部位,而功能评估则涉及运动功能和记忆力。理解已报道的研究(实

验)设计和结果,对将其应用于临床至关重要。本章的目的是对这一问题现有的文献进行评述。

自 1848 年乙醚麻醉开始,挥发性麻醉药便逐渐普及开来。异氟烷、七氟烷、地氟烷是临床常用的醚类挥发性麻醉药。氧化亚氮作为非醚类挥发性麻醉药长期以来一直在使用。2003 年,Jevtovic-Todorovic 及其同事对出生 7 天的大鼠单独或复合使用咪达唑仑(3~9mg/kg)、0.75%~1.5%异氟烷、50%~150%氧化亚氮(高压条件下使用 150%的氧化亚氮)麻醉 6 小时[3],结果发现单独使用异氟烷可剂量依赖性地诱导神经元凋亡和退行性病变,而单独使用咪达唑仑或氧化亚氮与对照组相比无显著变化。与单独使用异氟烷相比,异氟烷复合咪达唑仑或氧化亚氮,或同时复合后两者时,可显著增加神经元凋亡,特别是在海马区和新皮层区。三种药物复合使用可导致大鼠在出生后 131 天出现持续的记忆和学习障碍,这引起了人们对儿童使用麻醉药物的担忧。该团队研究了这种病理性神经细胞凋亡的潜在机制,发现上述麻醉药物分别使 caspase 9 和 caspase 8 激活增加,通过内源性和外源性途径诱导了神经细胞凋亡(图 3.2)[8]。然而,各通路的凋亡诱因尚未被研究。

Head 及其同事研究发现,细胞凋亡是通过抑制突触前囊泡释放组织纤溶酶原激活物(tPA)而发生的[9]。tPA 可将纤溶酶原裂解成纤溶酶,后者将 BDNF 前体裂解为成熟的 BDNF(m-BDNF),m-BDNF 与肌球蛋白受体激酶 B(TrkB)受体结合,从而增强神经元存活性和突触稳定性。若因 tPA 受到抑制导致裂解不能进行,BDNF 前体则与神经营养受体 p75[NTR] 结合,诱导神经元凋亡并抑制突触生成。Head 等认为,异氟烷抑制神经元活性会减少 tPA 的释放,使纤溶酶生成减少,从而导致 BDNF 前体的数量远超m-BDNF[9]。该研究并未阐述 BDNF 前体增加与 caspases 激活之间的关系,它可能涉及内源性凋亡途径。

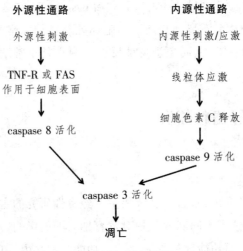

图 3.2   凋亡通路。

Wu 及其同事研究报道,异氟烷可直接诱导神经元内促炎细胞因子产生[TNF-α、白细胞介素(IL)-1β 和 IL-6][10],这在一定程度上可能是外源性途径引起细胞凋亡的原因。上述研究有力地证明了挥发性麻醉药可引起神经元凋亡和继发性神经功能障碍。

Loepke 及其同事将 7 天大鼠暴露于 1.5%异氟烷 6 小时[11],他们也发现了异氟烷暴露后大脑细胞凋亡的组织学证据。有趣的是,他们并未观察到实验动物成年后的神经元密度下降,或者自主运动、空间学习能力或记忆力等功能损害,这意味着异氟烷暴露引起的神经元凋亡可能只是暂时性的。Stratmann 及其同事研究了异氟烷[1 个最低肺泡有效浓度(MAC)]分别暴露 1 小时、2 小时或 4 小时对出生 7 天大鼠的影响[12]。由于吸入异氟烷会引起高碳酸血症,他们还增设了一个 CO_2 暴露 4 小时组。研究发现,异氟烷 2 小时组、异氟烷 4 小时组和 CO_2 组在暴露后不久即发生了显著的神经元凋亡。异氟烷和 CO_2 都能诱导丘脑内神经元发生显著凋亡,该研究提示异氟烷引起的凋亡可能部分是由高碳酸血症所致。在暴露后的 8 周进行的功能测试显示,只有异氟烷 4 小时组出现空间参照记忆和空间工作记忆受损,而 CO_2 组的这些参数有所改善。基于这一发现,作者得出结论,异氟烷诱导的麻醉暴露后的神经细胞死亡不一定引起随后的神经认知障碍。发育期大脑中的麻醉相关性神经元凋亡是否是麻醉后观察到的认知损害的真正元凶,这是一个问题。无论其潜在机制是什么,该研究强化了这样一种观点,即发育期大脑接触异氟烷至少 4 小时会损害啮齿类动物的神经功能。同一组研究人员报道,7 天大鼠异氟烷暴露可导致海马齿状回的祖细胞增殖减少,该影响可持续至少 5 天,提示这可能是神经功能损害的一个重要机制[13]。这些大鼠在条件性恐惧实验和空间参照记忆测试中表现下降。相比之下,出生 60 天大鼠表现为与空间参考记忆相关的神经元分化增加。后续研究需进一步确定出生 60 天大鼠神经元分化增强的原因。鉴于此,目前可以客观地说,长时间异氟烷暴露与发育期啮齿类动物大脑神经元凋亡和功能障碍有关,但功能障碍和神经元凋亡之间的绝对关系亟待进一步澄清。

亦有学者评估了地氟烷和七氟烷的作用。Istaphanous 及其同事报道,7.3%地氟烷、1.6%异氟烷或 3.2%七氟烷(基于夹尾刺激的等效剂量)分别暴露 6 小时,可导致 7 天或 8 天大鼠大脑内神经细胞凋亡增加,这表明所有常用的挥发性麻醉药都能引起神经毒性[14]。不过他们并未报道功能性的结果。综上所述,目前常用的所有醚类挥发性麻醉药在啮齿类动物大脑突触形成期都能诱导显著的神经元凋亡,而麻醉暴露后不久出现的大脑神经元凋亡并不一定会导致功能障碍,需要进一步研究来确定七氟烷或地氟烷是否会引起神经功能障碍。

大部分研究关注的是发育期大脑发生细胞凋亡的部位和程度,而了解麻醉药物对突触形成的影响也是至关重要的。Head 等的研究表明,异氟烷暴露可使出生 7 天大鼠大脑内树突棘减少[9]。这可能导致突触生成受损,并可能作为麻醉诱导神经毒性的另一种机制。Briner 及其同事对出生 16 天大鼠进行了类似的研究,这些大鼠正处于发育阶段,此时大脑皮层的突触发生特别强烈[15]。他们将大鼠分别暴露于 1.5%异氟烷、2.5%七氟烷或 7% 地氟烷 30 分钟、60 分钟或 120 分钟,结果发现,所有挥发性麻醉药都导致了树突密度增加,这和 Head 等[9]的研究结果相反。在这一年龄阶段,挥发性麻醉药诱导的神经元凋亡并不显著。作者猜测,出生 7 天大鼠和出生 16 天大鼠之间实验结果的差异可能与 GABA$_A$ 受体的活性变化有关。在出生 10 天内大鼠中的 GABA$_A$ 受体是兴奋性的,而它们在出生 16 天大鼠中转变为抑制性受体。这主要与钾氯协同转运蛋白 KCC2 的发育性延迟表达有关,KCC2 可将神经元内的氯离子主动转运出细胞外[16]。出生 7 天大鼠暴露于挥发性麻醉药可能通过兴奋性 GABA$_A$ 受体过度激活神经细胞,进而导致树突棘减少和神经元凋亡。

尽管一些学者关于麻醉药物引起发育期大脑神经毒性的报道令人担忧,但其实验设计是否与临床实际相关仍然是有待探讨的问题。使用麻醉药物的目的是缓解患者疼痛,但绝大多数研究都是在没有疼痛刺激的情况下研究挥发性麻醉药的影响。针对这一问题,Shu 及其同事研究了挥发性麻醉药伴或不伴疼痛刺激时的神经毒性[17]。他们将出生 7 天大鼠暴露于 70% 氧化亚氮和 0.75% 异氟烷 6 小时,伴或不伴 5% 甲醛溶液或切皮刺激鼠爪,结果显示麻醉药物增强了细胞凋亡程度。尽管麻醉药物具有抗炎的作用,但在大脑中发现 IL-1β 水平增高,这被认为可能是其增加细胞凋亡的潜在机制。虽然还不清楚 IL-1β 的增加是否为暴露于异氟烷或氧化亚氮或两者共同作用的直接后果,但这是首次在伴随疼痛刺激的情况下研究麻醉药物的神经毒性。关于疼痛刺激下其他挥发性麻醉药对发育脑的影响还需进一步研究。

亦有一些团队研究了静脉麻醉药对新生大鼠的影响。氯胺酮常被用作术前、麻醉诱导、麻醉维持以及术后镇痛的辅助用药,Hayashi 团队[18]评估了氯胺酮对出生 7 天大鼠的影响。他们对大鼠单次注射(分别给予 25mg/kg、50mg/kg 或 75mg/kg)或多次注射(每次 25mg/kg,共 7 次)氯胺酮,然后制作脑组织切片分析神经元凋亡情况[18]。结果发现只有最后一组大鼠(即每次 25mg/kg,共 7 次注射组)发生了显著的细胞凋亡。该团队还使用 5mg/kg、10mg/kg 或 20mg/kg 氯胺酮在 6 小时内重复注射 5 次,结果发现重复注射 20mg/kg 氯胺酮的大鼠,在最后一次注射后即出现神经元凋亡[19]。他们还发现,神经元凋亡与异常细胞周期再入有关[19]。Fredriksson 及其同事给出生 10 天小鼠单次注射 25mg/kg 氯胺酮[20],结果未发现神经元凋亡增加以及神经认知功能损伤,这与先前的研究结果一致。所有这些研究都是在缺乏疼痛刺激的情况下进行的,在此条件下,多次注射高剂量氯胺酮可诱导神经元凋亡。

Anand 及其同事研究了疼痛刺激单独或复合使用氯胺酮对神经元凋亡的影响[21]。他们对出生 1 天、7 天和 14 天大鼠单次注射甲醛溶液或对出生 1 天大鼠每日注射甲醛溶液至第 4 天诱导疼痛刺激,伴或不伴 5mg/kg 氯胺酮注射。这是临床上常用的氯胺酮剂量。研究发现,对出生 1 天和出生 7 天大鼠单次注射甲醛溶液或重复注射甲醛溶液,均可诱导神经元凋亡,而小剂量注射氯胺酮能削弱这种现象。

Liu 及其同事研究了单次注射完全弗氏佐剂(CFA)诱导疼痛刺激或重复大剂量氯

胺酮注射(20mg/kg 在 6 小时内重复注射 5 次)以及两者同时对出生 7 天大鼠大脑细胞凋亡的影响[22]。研究发现,氯胺酮可诱导显著的神经细胞凋亡,而伴随的疼痛刺激能减轻这一现象,尽管 CFA 诱导的疼痛刺激本身也可使神经元凋亡稍有增加[22]。这些结果和疼痛刺激与异氟烷的相关研究相反。这是否意味着这些药物在伴随疼痛刺激的情况下对神经元凋亡的影响不同,还有待进一步研究。

亦有学者研究了氯胺酮对突触形成的影响。De Roo 及其同事报道称,氯胺酮可使出生 16 天大鼠树突棘密度增加[23],但目前还没有关于更幼龄大鼠的树突棘密度的报道。细胞凋亡组织形态学分析是氯胺酮相关研究采用的主要研究方法,而神经功能评估却鲜有报道。在现有研究中,只有高剂量重复注射氯胺酮时才能观察到神经元凋亡,而氯胺酮引起的神经毒性的临床相关性尚无定论。

丙泊酚是外科手术、操作和重症监护病房(ICU)镇静中常用的静脉麻醉药物。1999 年,丙泊酚被 FDA 批准可用于 3 月龄婴儿。Cattano 及其同事给出生 5~7 天小鼠单次注射丙泊酚(25mg/kg、50mg/kg、100mg/kg、200mg/kg 或 300mg/kg),6 小时后取组织切片观察[24]。结果发现,丙泊酚注射剂量≥50mg/kg 时可诱导神经细胞凋亡,但他们并未对神经功能进行评估。Karen 及其同事给出生 6 天大鼠注射丙泊酚(每次 30mg/kg,共 3 次)[25],在第一次注射后的 6 小时、12 小时和 24 小时取组织切片观察。结果发现,丙泊酚注射与短期内细胞凋亡增加有关,在 12 小时达到峰值,并伴随神经营养因子 mRNA 的表达下调。丙泊酚处理组的大鼠在出生后 30 天时,运动能力和行走距离显著增加而非减少,在出生后 120 天时行为无明显变化。此外,其记忆能力亦无明显变化。Fredriksson 等研究了注射 10mg/kg 和 60mg/kg 丙泊酚对出生 10 天小鼠的影响,结果在小鼠成长至 55 天时并未观察到显著的行为学改变[20]。De Roo 等研究了丙泊酚对出生 16 天小鼠突触形成的影响,发现丙泊酚可通过增加神经元突起形成率和增强新形成树突棘稳定性而使树突棘密度增加,其作用与挥发性麻醉药以及氯胺酮相似[23]。但丙泊酚对更幼龄大鼠树突棘密度的影响尚未见报道。丙泊酚可能在临床相关剂量下诱导神经细胞凋亡,但目前关于丙泊酚诱导神经毒性的神经功能方面的数据还相当缺乏。

氯胺酮和丙泊酚分别作用于 NMDA 受体和 GABA$_A$ 受体,两者都对神经的发生至关重要,而右美托咪定的药理学作用不同,它属于 α2 肾上腺素能受体激动剂。右美托咪定很少在手术麻醉中单独使用,但它可用于 ICU 镇静。Sanders 及其同事研究了右美托咪定联合异氟烷麻醉对神经细胞凋亡的影响[26]。他们将出生 7 天大鼠暴露于 0.75% 异氟烷 6 小时,伴或不伴右美托咪定注射(分别使用 1μg/kg,10μg/kg 或 25μg/kg,注射 3 次)。结果发现,右美托咪定可以剂量依赖性地抑制异氟烷诱导的海马、丘脑和大脑皮质细胞凋亡。在出生后 40 天时测试记忆功能发现,异氟烷可引起大鼠记忆障碍,而右美托咪定能减轻这一损害。在上述剂量下,右美托咪定本身并未引起病理性神经细胞凋亡。Li 及其同事研究了右美托咪定抑制挥发性麻醉药诱导的神经细胞凋亡的机制[27]。他们使用不同浓度的右美托咪定对出生 7 天大鼠进行预处理,而后将其暴露于 0.75% 异氟烷或 1.2%

七氟烷中 6 小时。结果发现,异氟烷而非七氟烷,可诱导神经细胞凋亡,而右美托咪定预处理可剂量依赖性地通过保持磷酸肌醇 3–激酶(PI3K)/Akt 通路活性来抑制异氟烷诱导的神经细胞凋亡。PI3K/Akt 通路对细胞周期至关重要。基于这些研究,目前认为右美托咪定可通过减少对其他麻醉药物的需求以及抑制神经细胞凋亡的直接作用来减弱神经毒性[4]。然而单独使用高剂量的右美托咪定(50μg/kg,注射 4 次)可诱导出生 7 天大鼠神经细胞凋亡(来自与波士顿儿童医院的 Sulpicio G. Soriano 博士的私人交流),因此右美托咪定的益处仍需进一步证明。

除氯胺酮、丙泊酚和右美托咪定外,其他静脉麻醉药的相关研究还不多。硫喷妥钠曾是风靡一时的麻醉诱导药物,在某些情况下也可用于麻醉维持,但现在已不再生产。而依托咪酯由于其对肾上腺的抑制作用,也不太可能用于麻醉维持。

3.3.2　灵长类动物研究

对啮齿类动物的研究结果极大地引起了人们关于麻醉药物对发育期大脑影响的关注。虽然啮齿类动物的研究更容易进行,并可能提供关于基因调控方法的深入信息,但是对更接近人类的大型动物进行相关研究是必要的。

一些研究团队已经研究了麻醉药物对非人灵长类动物的影响。Dobbing 和 Sands 报道称,出生 6 天的恒河猴的大脑发育程度与 4~6 月龄的人类婴儿大脑相近[28]。因此,大多数研究使用的是出生 5~6 天的恒河猴。

异氟烷是迄今为止在非人灵长类动物身上测试的唯一一种挥发性麻醉药。Brambrink 及其同事将出生 6 天的恒河猴暴露于 0.7% ~1.5% 的异氟烷,使其达到手术麻醉深度 5 小时[29]。在麻醉暴露结束后 3 小时,他们发现异氟烷组恒河猴脑白质出现明显的神经细胞凋亡。研究者在同一实验中随后检测了大脑灰质,发现灰质中的少突胶质细胞也有凋亡[30]。少突胶质细胞对髓鞘的形成至关重要,这一发现表明,异氟烷诱导的神经毒性也可能涉及神经元以外的细胞。Zou 及其同事将出生 5~6 天的恒河猴暴露于 70% 氧化亚氮和(或)1% 异氟烷 8 小时[31],结果发现氧化亚氮和异氟烷联合使用可引起显著的神经细胞凋亡,而单独使用氧化亚氮或异氟烷均未引起显著的神经细胞凋亡。1% 的异氟烷是否低于诱导细胞凋亡的阈值仍需深入研究。1% 和 1.5% 的异氟烷都在其临床相关剂量范围内,所以确认是否有一个异氟烷的安全剂量阈值是很重要的。值得注意的是,在任何非人灵长类动物的异氟烷研究中均未见关于神经功能的研究结果报道,这需要在进一步的研究中解决。

人们已经在非人灵长类动物中研究了静脉麻醉药物氯胺酮和丙泊酚的作用。Creeley 及其同事研究了丙泊酚暴露 5 小时对出生 6 天恒河猴的影响[32]。组织学结果显示,使用丙泊酚后细胞凋亡显著增加。遗憾的是,该研究并未报道给药方案或功能性结果。Slikker 及其同事给予出生 5 天和 35 天的恒河猴注射氯胺酮 20mg/kg 负荷剂量后,以 20~50mg/(kg·h)速度持续输注氯胺酮 24 小时[33]。测得血浆中氯胺酮浓度为 10~25μg/mL,

远高于人类血浆浓度水平(2~3μg/mL)。组织学检测结果显示出生 5 天恒河猴大脑细胞凋亡增加,而出生 35 天恒河猴大脑无明显变化。作者还比较了持续输注氯胺酮 3 小时和 24 小时对出生 5 天恒河猴的影响[34],结果发现持续输注氯胺酮 3 小时对神经细胞凋亡无明显影响。他们还对出生 5 天麻醉组恒河猴(肌内注射氯胺酮 20mg/kg 后,以 20~50mg/(kg·h)速度持续输注氯胺酮 24 小时)进行了功能性检测[34]。在其 7 月龄至 3.5 岁时评估其学习能力、短期记忆力、动机和色彩定位,结果发现氯胺酮处理组的相关表现较差。经过简单计算,该研究中氯胺酮的总剂量为 500~1220mg/kg,远高于临床使用剂量,考虑其临床意义时应注意到这一点。

是否所有麻醉药物都会增加相似脑区的神经元凋亡呢? Brambrink 及其同事注意到异氟烷诱导的细胞凋亡比氯胺酮的分布要更广[35]。这可能与这些药物直接作用的差异有关,也可能涉及其他因素。例如,Martin 及其同事检测了出生 5~7 天恒河猴接受异氟烷、氯胺酮或丙泊酚麻醉时的生理学参数[36]。他们将恒河猴暴露于 1.5%~3.0%异氟烷(均值2.3%)5 小时或推注氯胺酮 20mg/kg 后以 20~55mg/(kg·h)速度[均值 38.8mg/(kg·h)]持续输注氯胺酮 5 小时,或推注异丙酚 2mg/kg 后以 24~37mg/(kg·h)速度[均值 32.5mg/(kg·h)]持续输注异丙酚 5 小时。结果发现,与其他麻醉药物相比,异氟烷麻醉与较低的平均血压有关,异氟烷组需频繁输注晶体液以维持血压高于 40mmHg(1mmHg≈0.133kPa)。虽然该研究中异氟烷的给药方案不同于前文中异氟烷诱导的细胞凋亡研究[29,35],但血流动力学参数的差异是否能解释神经元凋亡分布范围的不同,可能是未来研究的一个重要议题,这也许意味着维持组织灌注压可能比选择的药物种类更重要。

3.3.3　人体研究

大量来自动物研究的数据表明,麻醉药物对发育期大脑有毒性作用,时间窗似乎与突触发生的高峰期相对应。在人类中,大脑的生长突增期发生在出生后的 3~4 年。具体地说,在出生前后它发生在初级感觉运动皮层,9 个月时发生在颞叶皮质,3 岁时发生在前额叶皮层[37]。有许多研究人员回顾性研究了麻醉与学习和行为异常的相关性。迄今为止,还没有影像学方面的相关研究。

Wilder 及其同事对 1976—1982 年出生在明尼苏达州罗彻斯特市的儿童进行了一项基于人群的队列研究[38]。在 5357 名受试者中有 593 人在 4 岁前接受过全身麻醉。研究者对其阅读能力和数学能力进行评估发现,单次麻醉暴露与学习障碍风险增加无关[危险比(HR)为 1.0],而二次麻醉暴露者学习障碍风险增加的 HR 为 1.59,三次或三次以上麻醉暴露者 HR 为 2.60。Flick 及其同事使用同一数据库,对 2 岁以前接受麻醉的 350 名儿童进行了研究[39]。统计分析根据并发症进行调整后发现,接受多次麻醉儿童的数学、阅读和写作学习能力障碍风险明显增加(HR 为 2.16),而接受单次麻醉者无明显影响(HR为 1.10)。在接受多次麻醉的儿童中,观察到 2 岁前麻醉暴露与接受针对言语障碍的个性化教育项目之间存在关联,而经历单次麻醉的儿童无此现象。该小组在同一人群中,还研究了 2 岁前麻醉暴露与专注力缺乏/多动症(ADHD)的关系[40]。结果显示,多次麻醉暴露与 ADHD 风险相关(HR 为 1.95),而单次麻醉暴露无明显影响(HR 为 1.18)。该研究人群中使用氟烷和氧化亚氮作为主要麻醉药物,但由于可能造成心动过缓及其他心律失常,氟烷目前已不再是主要的麻醉药物。另外,20 世纪 70 年代末和 20 世纪 80 年代还没有脉搏血氧饱和度等监测手段,尚不清楚这些结果是否与麻醉中未发现的低氧血症有关。

Hansen 及其同事对 1986—1990 年出生的丹麦人群进行了回顾性研究[41]。他们将所有 1 岁前接受腹股沟疝修补术的儿童(2689 名儿童)与随机选择、年龄匹配的 5%人口样本(14 575 名儿童)进行比较,评估他们在 9 年级时的学习成绩。结果发现,在婴儿腹股沟疝修补术中单次、相对短时间的麻醉暴露,并未降低其学习成绩(HR 为 1.18)。

Bartels 及其同事利用荷兰双胞胎登记系统对 1986—1995 年出生的双胞胎进行了研究[42],他们纳入了 3 岁以前接受过麻醉的双胞胎,并在 12 岁左右时通过标准化测试和教师评分来评估他们的教育成绩和认知问题。结果发现,3 岁前接受过麻醉的双胞胎学习成绩明显较低,认知问题也明显多于未接受过麻醉的双胞胎,而暴露不一致的成对双胞胎(其中一个接受过麻醉,而另一个没有)之间没有明显差异。研究者总结称:"没有证据表明接受麻醉与学习能力下降之间存在因果关系,不管是否接受麻醉,早期麻醉是个体后期容易发生学习障碍的一个标志。"这些研究并不支持麻醉导致学习障碍的观点。

Ing 及其同事利用西澳大利亚妊娠队列数据库,对 1989—1992 年出生的 2868 名儿童进行了研究[43]。除 260 名失访者外,有 321 名儿童在 3 岁前接受过麻醉,2287 名儿童未接受过麻醉。研究者评估了 3 岁前接受麻醉与其 10 岁时的语言能力、认知功能、运动技能和行为结果之间的关系。研究发现,麻醉暴露与听力理解障碍(HR 为 1.87)、口述能力障碍(HR 为 1.72)、认知功能障碍(HR 为 1.69)风险增加有关。即使只经历一次麻醉,发生语言障碍和认知功能障碍的风险也有所增加(HR 分别为 2.41 和 1.73)。然而在视觉跟踪和注意力、精细和粗大运动功能或行为能力等方面并无显著差异。遗憾的是,该研究没有提供麻醉药物的相关信息。

DiMaggio 及其同事对 1991—2002 年出生并纳入纽约州医疗补助计划的儿童进行了回顾性队列分析[44]。他们将 383 名在 3 岁前接受过腹股沟疝修补术的儿童与对照组进行匹配。结果发现,在 3 岁前接受过腹股沟疝修补术的儿童,其随后被诊断为发育或行为障碍的风险是对照组的 2 倍多(HR 为 2.3)。该小组使用同一数据库,对 1999—2005 年出生的兄弟姐妹队列进行了回顾性研究[45]。他们纳入了 304 名没有发育或行为障碍病史、在 3 岁前接受过外科手术的儿童,并与未接受手术的儿童进行比较。研究发现,3 岁前麻醉暴露与发育或行为障碍具有相关性,一次手术 HR 为 1.1;二次手术 HR 为 2.9;三次或以上手术 HR 为 4.0。该研究表明,麻醉暴露可能与学习或发育障碍相关。

以上所描述的研究都是在美国、欧洲和澳洲进行的。Ko 及其同事利用中国台湾全民健康保险研究数据库对 2001—2005 年出生的儿童进行了研究。他们比较了 3293 名在 3 岁前麻醉暴露的儿童与没有麻醉暴露的儿童，以研究早期麻醉暴露与 ADHD 风险的关系[46]。结果发现，单次和多次麻醉暴露后发生 ADHD 风险的校正 HR 分别为 1.11 和 0.96。

　　虽然一些研究表明麻醉暴露与学习和发育障碍有关，但也有一些研究并不支持这一观点。即使两者有关联，早期麻醉暴露可能只是后期学习障碍易损性的一个标志，尤其是考虑到 Barterls 等[42]的研究结果。鉴于此，目前没有明确的证据表明早期麻醉暴露会损害神经认知功能。因此，在有明确的答案之前，重要的是使用现有的麻醉药物为患者提供充分的麻醉。

3.3.4　正在进行的临床研究

　　目前正在进行一些前瞻性研究，以确定麻醉药物是否影响大脑发育。表 3.2 列出了正在进行的临床研究。儿童麻醉与神经发育评估(PANDA)研究的目的是对麻醉暴露与非暴露的同胞进行前瞻性神经心理学评估[47]。纳入的受试者 ASA 分级为 1~2 级，麻醉暴露组儿童在 3 岁前接受腹股沟疝修补手术及麻醉，与之匹配的非暴露组同胞未接受手术麻醉。神经发育结果的检测指标包括总体智商(IQ)和神经认知功能的特定区域，如专注力、记忆力、行为能力和运动功能，在 8~15 岁之间进行测试。全身麻醉和脊髓麻醉(GAS)研究是一项随机对照试验，旨在比较全身麻醉和脊髓麻醉对行腹股沟疝修补术的 6 月龄以下婴儿神经发育的影响[48]。拟行腹股沟疝修补术的患儿被随机分配接受全身麻醉或脊髓麻醉，该研究已于 2013 年完成入组。这些儿童在 2 岁时接受发育测试，5 岁时接受神经发育和智力测试。梅奥儿童麻醉安全(MASK)研究是一项以人群为基础的、倾向性评分匹配的研究，旨在评估麻醉对 1994—2007 年期间在明尼苏达州罗彻斯特市出生的儿童的潜在影响[49]。他们利用现有的医疗记录来确定 3 岁前接受全身麻醉的儿童，并在 8~12 岁和 15~19 岁时对多次、单次和无麻醉暴露的儿童进行神经心理学测试。这些

表 3.2　正在进行的研究麻醉药物对发育期人类大脑影响的临床试验

研究	研究目标/对照	评估方式	研究进展
PANDA 研究[47]	3 岁前接受全身麻醉下腹股沟疝修补术者/未接受手术麻醉者	在 8~15 岁时检测智商、注意力、记忆力、行为和运动功能	试点研究已完成[50]；正在招募受试者
GAS 研究[48]	6 月龄前接受全身麻醉下腹股沟疝修补术者/接受脊髓麻醉者	在 2 岁时进行发育测试；5 岁时进行神经发育与智力测试	预期 2015—2016 年完成
MASK 研究[49]	3 岁前接受全身麻醉的儿童(1994—2007 年)/倾向性评分匹配研究	在 8~19 岁或 15~19 岁时进行神经心理学测试	2012—2016 年进行评估

注：GA，全身麻醉；GAS，全身麻醉和脊髓麻醉；IQ，智商；MASK，梅奥儿童麻醉安全；PANDA，儿童麻醉与神经发育评估。

研究的数据可能在未来 5 年内提供。

3.4　小结

　　对于婴幼儿麻醉暴露的风险,还需要更多的数据才能得出明确的结论。不完善的麻醉本身显然就是一个问题[51],日常临床实践中充分的麻醉和镇痛是手术及操作过程中所必需的。如何更好地提供充分的麻醉是需要我们不断重新审视的问题,但目前还没有确凿的证据表明麻醉药物本身会损害人类大脑的发育,我们应该像经常做的那样,对使用足够和安全的麻醉药物做出正确的判断。而同样重要的是,我们要明确需要麻醉的婴幼儿外科手术和操作的适应证,以避免在这部分潜在的易感人群中使用不必要的麻醉药物。

(廖淳杰　译　陈静　校)

参考文献

1. Ikonomidou C, Bosch F, Miksa M et al (1999) Blockade of NMDA receptors and apoptotic neurodegeneration in the developing brain. Science 283:70–74
2. Ikonomidou C, Bittigau P, Ishimaru MJ et al (2000) Ethanol-induced apoptotic neurodegeneration and fetal alcohol syndrome. Science 287:1056–1060
3. Jevtovic-Todorovic V, Hartman RE, Izumi Y et al (2003) Early exposure to common anesthetic agents causes widespread neurodegeneration in the developing rat brain and persistent learning deficits. J Neurosci 23:876–882
4. Rappaport BA, Suresh S, Hertz S et al (2015) Anesthetic neurotoxicity—clinical implications of animal models. N Engl J Med 372:796–797. doi:10.1056/NEJMp1414786
5. Zuo Z (2012) Are volatile anesthetics neuroprotective or neurotoxic? Med Gas Res 2:10. doi:10.1186/2045-9912-2-10
6. Contestabile A (2000) Roles of NMDA receptor activity and nitric oxide production in brain development. Brain Res Brain Res Rev 32:476–509
7. Barker JL, Behar T, Li YX et al (1998) GABAergic cells and signals in CNS development. Perspect Dev Neurobiol 5:305–322
8. Yon JH, Daniel-Johnson J, Carter LB et al (2005) Anesthesia induces neuronal cell death in the developing rat brain via the intrinsic and extrinsic apoptotic pathways. Neuroscience 135:815–827
9. Head BP, Patel HH, Niesman IR et al (2009) Inhibition of p75 neurotrophin receptor attenuates isoflurane-mediated neuronal apoptosis in the neonatal central nervous system. Anesthesiology 110:813–825. doi:10.1097/ALN.0b013e31819b602b
10. Wu X, Lu Y, Dong Y et al (2012) The inhalation anesthetic isoflurane increases levels of pro-inflammatory TNF-α, IL-6, and IL-1β. Neurobiol Aging 33:1364–1378. doi:10.1016/j.neurobiolaging.2010.11.002
11. Loepke AW, Istaphanous GK, McAuliffe JJ 3rd et al (2009) The effects of neonatal isoflurane exposure in mice on brain cell viability, adult behavior, learning, and memory. Anesth Analg 108:90–104. doi:10.1213/ane.0b013e31818cdb29
12. Stratmann G, May LD, Sall JW et al (2009) Effect of hypercarbia and isoflurane on brain cell death and neurocognitive dysfunction in 7-day-old rats. Anesthesiology 110:849–861. doi:10.1097/ALN.0b013e31819c7140
13. Stratmann G, Sall JW, May LD et al (2009) Isoflurane differentially affects neurogenesis and long-term neurocognitive function in 60-day-old and 7-day-old rats. Anesthesiology 110:834–848. doi:10.1097/ALN.0b013e31819c463d
14. Istaphanous GK, Howard J, Nan X et al (2011) Comparison of the neuroapoptotic properties of equipotent anesthetic concentrations of desflurane, isoflurane, or sevoflurane in neonatal mice. Anesthesiology 114:578–587. doi:10.1097/ALN.0b013e3182084a70

15. Briner A, De Roo M, Dayer A et al (2010) Volatile anesthetics rapidly increase dendritic spine density in the rat medial prefrontal cortex during synaptogenesis. Anesthesiology 112:546–556. doi:10.1097/ALN.0b013e3181cd7942

16. Ben-Ari Y (2002) Excitatory actions of gaba during development: the nature of the nurture. Nat Rev Neurosci 3:728–739

17. Shu Y, Zhou Z, Wan Y et al (2012) Nociceptive stimuli enhance anesthetic-induced neuroapoptosis in the rat developing brain. Neurobiol Dis 45:743–750. doi:10.1016/j.nbd.2011.10.021

18. Hayashi H, Dikkes P, Soriano SG (2002) Repeated administration of ketamine may lead to neuronal degeneration in the developing rat brain. Paediatr Anaesth 12:770–774

19. Soriano SG, Liu Q, Li J et al (2010) Ketamine activates cell cycle signaling and apoptosis in the neonatal rat brain. Anesthesiology 112:1155–1163. doi:10.1097/ALN.0b013e3181d3e0c2

20. Fredriksson A, Pontén E, Gordh T et al (2007) Neonatal exposure to a combination of N-methyl-D-aspartate and gamma-aminobutyric acid type A receptor anesthetic agents potentiates apoptotic neurodegeneration and persistent behavioral deficits. Anesthesiology 107:427–436

21. Anand KJ, Garg S, Rovnaghi CR et al (2007) Ketamine reduces the cell death following inflammatory pain in newborn rat brain. Pediatr Res 62:283–290

22. Liu JR, Liu Q, Li J et al (2012) Noxious stimulation attenuates ketamine-induced neuroapoptosis in the developing rat brain. Anesthesiology 117:64–71. doi:10.1097/ALN.0b013e31825ae693

23. De Roo M, Klauser P, Briner A et al (2009) Anesthetics rapidly promote synaptogenesis during a critical period of brain development. PLoS One 4:e7043. doi:10.1371/journal.pone.0007043

24. Cattano D, Young C, Straiko MM et al (2008) Subanesthetic doses of propofol induce neuroapoptosis in the infant mouse brain. Anesth Analg 106:1712–1714. doi:10.1213/ane.0b013e318172ba0a

25. Karen T, Schlager GW, Bendix I et al (2013) Effect of propofol in the immature rat brain on short- and long-term neurodevelopmental outcome. PLoS One 8:e64480. doi:10.1371/journal.pone.0064480

26. Sanders RD, Xu J, Shu Y et al (2009) Dexmedetomidine attenuates isoflurane-induced neurocognitive impairment in neonatal rats. Anesthesiology 110:1077–1085. doi:10.1097/ALN.0b013e31819daedd

27. Li Y, Zeng M, Chen W et al (2014) Dexmedetomidine reduces isoflurane-induced neuroapoptosis partly by preserving PI3K/Akt pathway in the hippocampus of neonatal rats. PLoS One 9:e93639. doi:10.1371/journal.pone.0093639

28. Dobbing J, Sands J (1979) Comparative aspects of the brain growth spurt. Early Hum Dev 3:79–83

29. Brambrink AM, Evers AS, Avidan MS et al (2010) Isoflurane-induced neuroapoptosis in the neonatal rhesus macaque brain. Anesthesiology 112:834–841. doi:10.1097/ALN.0b013e3181d049cd

30. Brambrink AM, Back SA, Riddle A et al (2012) Isoflurane-induced apoptosis of oligodendrocytes in the neonatal primate brain. Ann Neurol 72:525–535. doi:10.1002/ana.23652

31. Zou X, Liu F, Zhang X et al (2011) Inhalation anesthetic-induced neuronal damage in the developing rhesus monkey. Neurotoxicol Teratol 33:592–597. doi:10.1016/j.ntt.2011.06.003

32. Creeley C, Dikranian K, Dissen G et al (2013) Propofol-induced apoptosis of neurones and oligodendrocytes in fetal and neonatal rhesus macaque brain. Br J Anaesth 110(Suppl 1):i29–i38. doi:10.1093/bja/act173

33. Slikker W Jr, Zou X, Hotchkiss CE et al (2007) Ketamine-induced neuronal cell death in the perinatal rhesus monkey. Toxicol Sci 98:145–158

34. Paule MG, Li M, Allen RR et al (2011) Ketamine anesthesia during the first week of life can cause long-lasting cognitive deficits in rhesus monkeys. Neurotoxicol Teratol 33:220–230. doi:10.1016/j.ntt.2011.01.001

35. Brambrink AM, Evers AS, Avidan MS et al (2012) Ketamine-induced neuroapoptosis in the fetal and neonatal rhesus macaque brain. Anesthesiology 116:372–384. doi:10.1097/ALN.0b013e318242b2cd

36. Martin LD, Dissen GA, McPike MJ et al (2014) Effects of anesthesia with isoflurane, ketamine, or propofol on physiologic parameters in neonatal rhesus macaques (Macaca mulatta). J Am Assoc Lab Anim Sci 53:290–300

37. Huttenlocher PR, Dabholkar AS (1997) Regional differences in synaptogenesis in human cerebral cortex. J Comp Neurol 387:167–178

38. Wilder RT, Flick RP, Sprung J et al (2009) Early exposure to anesthesia and learning disabilities in a population-based birth cohort. Anesthesiology 110:796–804. doi:10.1097/01.

anes.0000344728.34332.5d

39. Flick RP, Katusic SK, Colligan RC et al (2011) Cognitive and behavioral outcomes after early exposure to anesthesia and surgery. Pediatrics 128:e1053–e1061. doi:10.1542/peds.2011-0351

40. Sprung J, Flick RP, Katusic SK et al (2012) Attention-deficit/hyperactivity disorder after early exposure to procedures requiring general anesthesia. Mayo Clin Proc 87:120–129. doi:10.1016/j.mayocp.2011.11.008

41. Hansen TG, Pedersen JK, Henneberg SW et al (2011) Academic performance in adolescence after inguinal hernia repair in infancy: a nationwide cohort study. Anesthesiology 114:1076–1085. doi:10.1097/ALN.0b013e31820e77a0

42. Bartels M, Althoff RR, Boomsma DI (2009) Anesthesia and cognitive performance in children: no evidence for a causal relationship. Twin Res Hum Genet 12:246–253. doi:10.1375/twin.12.3.246

43. Ing C, DiMaggio C, Whitehouse A et al (2012) Long-term differences in language and cognitive function after childhood exposure to anesthesia. Pediatrics 130:e476–e485. doi:10.1542/peds.2011-3822

44. DiMaggio C, Sun LS, Kakavouli A et al (2009) A retrospective cohort study of the association of anesthesia and hernia repair surgery with behavioral and developmental disorders in young children. J Neurosurg Anesthesiol 21:286–291. doi:10.1097/ANA.0b013e3181a71f11

45. DiMaggio C, Sun LS, Li G (2011) Early childhood exposure to anesthesia and risk of developmental and behavioral disorders in a sibling birth cohort. Anesth Analg 113:1143–1151. doi:10.1213/ANE.0b013e3182147f42

46. Ko WR, Liaw YP, Huang JY et al (2014) Exposure to general anesthesia in early life and the risk of attention deficit/hyperactivity disorder development: a nationwide, retrospective matched-cohort study. Paediatr Anaesth 24:741–748. doi:10.1111/pan.12371

47. Sun LS, Li G, Dimaggio C et al (2008) Anesthesia and neurodevelopment in children: time for an answer? Anesthesiology 109:757–761. doi:10.1097/ALN.0b013e31818a37fd

48. Davidson AJ, McCann ME, Morton NS et al (2008) Anesthesia and outcome after neonatal surgery: the role for randomized trials. Anesthesiology 109:941–944. doi:10.1097/ALN.0b013e31818e3f79

49. Gleich SJ, Flick R, Hu D et al (2015) Neurodevelopment of children exposed to anesthesia: design of the Mayo Anesthesia Safety in Kids (MASK) study. Contemp Clin Trials 41:45–54. doi:10.1016/j.cct.2014.12.020

50. Sun LS, Li G, DiMaggio CJ et al (2012) Feasibility and pilot study of the Pediatric Anesthesia NeuroDevelopment Assessment (PANDA) project. J Neurosurg Anesthesiol 24:382–388. doi:10.1097/ANA.0b013e31826a0371

51. Taddio A, Katz J, Ilersich AL et al (1997) Effect of neonatal circumcision on pain response during subsequent routine vaccination. Lancet 349:599–603

第 **2** 部分

术后谵妄与认知功能障碍

第 **4** 章

术后谵妄的临床现状

Moritoki Egi

摘 要

术后谵妄(POD)被认为是麻醉和(或)手术引起的一种急性脑功能障碍,是术后患者最常见的并发症之一。POD 的临床表现以"症状波动"和"注意力损害"为特征,可能包括"行为异常""觉醒水平的改变"和"睡眠–觉醒周期紊乱"。POD 有三种类型:兴奋型、抑制型和混合型。抑制型谵妄通常难以识别,而混合型谵妄表现为同时具有兴奋型和抑制型的一些症状。

关键词 抑制型;兴奋型;谵妄;注意力不集中;觉醒水平改变

4.1 术后患者中谵妄的发生

术后谵妄(POD)是术后患者最常见的并发症之一。据报道,根据研究病例组合和手术类型的不同,其发病率为 5%[1]~50%[2]。谵妄更容易发生于老年患者[2]。由于老年患者的手术数量可能会日益增多,而且谵妄风险较高的根治性手术正越来越多地用于老年患者,所以谵妄越来越成为围术期医学中的难题。鉴于此,临床医生要对谵妄的存在保持警醒,以便为其预防和治疗提供最佳的方案。

谵妄以精神状态的急性发作性改变为主要特征,伴有注意力不集中、思维错乱或意识水平的改变,这些症状在病程中起伏波动[3],常见于危重症患者[4]。POD 是发生在手术后的谵妄,被认为是一种急性脑功能障碍(一种术后器官功能障碍),由麻醉或手术或两者共同引起。尽管外科手术、麻醉药和镇痛药都能影响 POD 的发生,但 POD 不仅与麻醉苏醒有关,其常发生于术后 1~3 天。虽然 POD 患者通常能在短时间内恢复[5],但与没有

M. Egi, M.D.
Department of Anesthesiology, Kobe University Hospital,
7-5-2 Kusunoki-cho, Chuo-ku, Kobe, Hyogo 650-0017, Japan
e-mail: moriori@tg8.so-net.ne.jp

这种情况的患者相比,POD 患者更可能死亡或发展为痴呆,或者需要住院治疗[6]。

预防和治疗 POD 的第一个步骤是识别其存在。因此,临床医生应该了解 POD 的临床表现。

4.2　痴呆与谵妄的鉴别

痴呆与谵妄似乎很难区分。事实上,一些患者同时患有痴呆和谵妄。痴呆的存在也是谵妄发生的一个危险因素。因此,对谵妄与痴呆进行比较对于了解什么是谵妄非常有用。表 4.1 列出了痴呆与谵妄的特征比较。痴呆患者的记忆力和其他认知能力可能会逐渐下降,而谵妄则是在短时间内急性发作。痴呆的症状通常是缓慢出现,进行性加重。痴呆患者早期出现记忆力损害,而谵妄患者则表现为注意力集中和维持困难。谵妄的症状可能在一天内反复波动,而痴呆的症状通常在一天内保持不变。

4.3　POD 的危险和诱发因素

POD 有很多危险因素,其中主要因素有 5 个:年龄大于 65 岁、痴呆、视力低下、听力差及感染。我们知道主要由手术范围决定的生理应激也是 POD 的危险因素[7]。表 4.2 列出了美国老年医学会最佳实践声明中报道的危险因素。危险因素越多,发生 POD 的风险就越高。据报道,与择期手术相比,POD 更可能发生在急诊手术之后。

POD 的发生通常是手术刺激和各种诱因导致的生理性应激反应的结果[2]。POD 的术后诱发因素包括环境因素、感染、代谢紊乱和药物戒断等[2,7,8](表 4.3)。

4.4　POD 的病理生理学

尽管已经报道了很多有关 POD 的危险因素,但对这种疾病的病理生理学却知之甚少。人们提出几种假说来解释这种现象。麻醉和手术可能影响神经递质水平,从而导致精神障碍。乙酰胆碱是一种重要的神经递质,可能在大脑的觉醒和意识活动中发挥着关键作用。众所周知,老年患者脑内缺乏乙酰胆碱,因此他们可能对抗胆碱药物比较敏感。

表 4.1　痴呆与谵妄的鉴别

	痴呆	谵妄
发病	慢性	急性
损害	记忆力	注意力
症状波动性	症状在一天内持续存在	症状在一天内频繁波动
预后	逐渐加重	可能恢复

表4.2　POD 的危险因素
年龄大于 65 岁
认知损害
危重疾病或多种合并症
听觉或视觉障碍
合并髋骨骨折
合并感染
镇痛不全
抑郁症
饮酒
失眠或睡眠障碍
肾功能不全
贫血
低氧或高碳酸血症
营养不良
脱水
电解质紊乱(低钠或高钠血症)
器官功能不全
制动或活动受限
多重用药和使用精神类药物(苯二氮䓬类药物、抗胆碱类药物、抗组胺药、抗精神病药)
尿潴留或便秘
留置导尿管
大动脉手术

参考文献[7]。

表 4.4 列出了可能影响 POD 发生的神经递质[9]，包括胆碱能抑制、5-羟色胺缺乏、多巴胺激活、γ-氨基丁酸(GABA)活性和褪黑素活性改变[10,11,12]。但这些因素在 POD 中的作用并未完全明确[9]。

4.5　POD 的临床特征

POD 被认为是由麻醉和(或)手术引起的一种急性脑功能障碍。POD 的临床表现以"症状波动"和"注意力损害"为特征，可能包括"行为异常""觉醒水平的改变"和"睡眠-觉醒周期紊乱"。表 4.5 列出了美国老年医学会最佳实践声明中报道的 POD 的常见症状[7]。

表 4.3   POD 的诱发因素

环境因素

　　镇痛不足

　　睡眠障碍

　　身体制动

感染

诱发谵妄的药物

　　抗胆碱能药物

　　糖皮质激素

　　哌替啶

　　镇静催眠药

代谢紊乱

　　缺氧

　　酸中毒

　　电解质紊乱

　　低血糖

　　脱水

　　急性失血性贫血

　　低血压/休克

药物戒断

　　乙醇

　　苯二氮䓬类药物

　　毒品

参考文献[7]。

表 4.4   可能影响 POD 的神经递质

乙酰胆碱

γ–氨基丁酸

谷氨酸

多巴胺

5–羟色胺

糖皮质激素

参考文献[9]。

4.5.1　《精神疾病诊断与统计手册》第 5 版(DSM-5)中描述的谵妄特征

DSM-5 中为我们描述了谵妄的特征与诊断标准:①注意力与意识紊乱;②这种紊乱在短时间内形成,症状趋于剧烈波动;③伴有认知功能紊乱。这些紊乱不能用术前存在的、已确定的或进展中的神经认知功能障碍来合理解释(表 4.6)。

4.5.2　POD 的三种类型

POD 的特征表现是精神状态的急剧改变,例如:①注意力不集中;②思维混乱;③意

表 4.5　POD 的常见症状

- 觉醒水平的改变:嗜睡、觉醒减少或觉醒增加伴过度警觉
- 麻醉苏醒延迟
- 认知功能的突然改变,包括注意力障碍、难以集中注意力、新的记忆问题、新的定向障碍
- 难以跟踪对话或遵循指令
- 思维和言语混乱,表达过慢或过快,理解障碍
- 情绪剧烈波动,易怒、哭泣、莫名其妙地拒绝接受术后护理
- 表达新的偏执想法或妄想
- 新的感知障碍
- 运动变化,如运动缓慢或运动减少、无意识的烦躁或不安;新发的维持姿势困难,如坐姿或站立
- 睡眠/觉醒周期改变,如白天嗜睡和(或)夜晚清醒、活跃
- 食欲减退
- 新发的小便或大便失禁
- 症状和(或)觉醒水平在数分钟到数小时内波动

参考文献[7]。

表 4.6　DSM-5[a] 中谵妄的诊断标准

1. 注意力紊乱(即,注意力的指向、集中、维持和转换能力下降)和意识紊乱(对环境的定位能力降低)
2. 这些紊乱在短时间内发生(通常为数小时到数天),表现为注意力和意识相对于基线水平的急性改变,病程在一天中往往会发生剧烈的波动
3. 伴有认知功能紊乱(如记忆缺失、定向障碍、语言或视觉空间能力和感知障碍等)
4. 标准 1 和 3 中出现的功能紊乱不能被先前存在的、已确定的或进展中的神经认知功能障碍很好地解释,并且未发生在严重的觉醒水平下降的情况下(如昏迷)
5. 有病史、体格检查或实验室结果证明,这种紊乱是由于另一种身体疾病直接导致的生理后果,如药物中毒、戒断或接触毒素,或由于多种病因

[a] 美国精神病学协会:《精神疾病诊断与统计手册》第 5 版。

识水平的改变[7]。已知 POD 有三种类型(表 4.7)。第一种是兴奋型;第二种是抑制型,常常不易被临床所识别;第三种是混合型,表现为同时具有兴奋型和抑制型的一些临床症状。

4.5.3　兴奋型谵妄

兴奋型谵妄容易被识别,常表现为一种躁动的状态。在 Richmond 躁动-镇静评分量表(表 4.8)[13]中躁动的状态通常包括:频繁无目的的运动,评分为+2;患者拉扯或拔除导管,或对医务人员有攻击性行为,评分为+3;患者有明显的攻击性或暴力行为,直接威胁到医务人员,评分为+4[13]。大部分医务人员都能意识到兴奋型谵妄的存在并对其进行治疗。由此,有些人可能认为兴奋型谵妄等同于谵妄,或它代表谵妄的主要形式。然而,兴奋型谵妄并非谵妄的主要表现形式。谵妄的最主要类型是抑制型谵妄,相关内容将在下节中介绍。

4.5.4　抑制型谵妄

抑制型谵妄常不易被识别。据报道,超过 50% 的 POD 患者是抑制型谵妄,表现为活

表 4.7　POD 的三种类型

兴奋型	"易识别型谵妄",高度兴奋、烦躁不安、易激惹、有攻击性
抑制型	"不易被识别型谵妄",不活动、活动减少、嗜睡
混合型	同时具有兴奋型和抑制型的一些临床症状

表 4.8　Richmond 躁动-镇静评分量表

评分	术语	说明
+4	有攻击性	有明显的攻击性或暴力行为;直接威胁到医务人员
+3	非常躁动	拉扯或拔除各种管路和插管或具有攻击性
+2	躁动	频繁的、无目的动作或与呼吸机抵抗
+1	烦躁不安	焦虑,恐惧但动作不具有攻击性
0	清醒且平静	
−1	嗜睡	不完全清醒,但声音刺激后能够维持清醒状态(有眼神接触>10 秒)
−2	轻度镇静	声音刺激后能维持短暂清醒状态(有眼神接触<10 秒)
−3	中度镇静	对声音刺激有反应(但无眼神接触)
−4	深度镇静	对声音刺激无反应但对身体刺激有反应
−5	昏迷	对声音及身体刺激都无反应

参考文献[13]。

动减少和沉默寡言。患者通常比较安静,对外界事物不感兴趣。ICU 意识模糊评估量表(CAM-ICU)和重症监护谵妄筛查量表(ICDSC)[14]被用来识别和诊断抑制型谵妄。

4.5.5　睡眠-觉醒周期紊乱

POD 患者常出现睡眠-觉醒周期紊乱,包括失眠、嗜睡、睡眠破碎、睡眠-觉醒周期颠倒,这可能反映了昼夜节律的改变。但昼夜节律紊乱与 24 小时内谵妄症状严重程度的特征性波动以及运动障碍的关系尚不清楚。

4.6　POD 的预后

POD 患者更可能合并已知的危险因素,更可能病情危重。因此,有理由认为,与未发生 POD 的患者相比,POD 患者的预后更差。虽然 POD 通常可以在短时间内恢复[5],但这些患者更可能死亡或发展为痴呆症以及需要住院治疗[6]。

据报道,在心脏手术后的第一年,POD 与患者认知能力的显著下降有关,其认知能力的轨迹特征为初始下降和持续损害[15]。

(梁羽冰 译　陈静 校)

参考文献

1. Dasgupta M, Dumbrell AC (2006) Preoperative risk assessment for delirium after noncardiac surgery: a systematic review. J Am Geriatr Soc 54:1578–1589
2. Inouye SK, Westendorp RG, Saczynski JS (2014) Delirium in elderly people. Lancet 383:911–922
3. Gleason OC (2003) Delirium. Am Fam Physician 67:1027–1034
4. Deiner S, Silverstein JH (2009) Postoperative delirium and cognitive dysfunction. Br J Anaesth 103(Suppl. 1):i41–i46
5. Brauer C, Morrison RS, Silberzweig SB, Siu AL (2000) The cause of delirium in patients with hip fracture. Arch Intern Med 160:1856–1860
6. Bickel H, Gradinger R, Kochs E, Forstl H (2008) High risk of cognitive and functional decline after postoperative delirium. A three-year prospective study. Dement Geriatr Cogn Disord 26:26–31
7. American Geriatrics Society Expert Panel on Postoperative Delirium in Older Adults (2014) Postoperative delirium in older adults: best practice statement from the American Geriatrics Society. J Am Coll Surg 220:136–48.e1
8. Robinson TN, Eiseman B (2008) Postoperative delirium in the elderly: diagnosis and management. Clin Interv Aging 3:351–355
9. Flacker JM, Lipsitz LA (1999) Neural mechanisms of delirium: current hypotheses and evolving concepts. J Gerontol A Biol Sci Med Sci 54:B239–B246
10. Marcantonio ER, Rudolph JL, Culley D, Crosby G, Alsop D, Inouye SK (2006) Serum biomarkers for delirium. J Gerontol A Biol Sci Med Sci 61:1281–1286
11. Yoshitaka S, Egi M, Kanazawa T, Toda Y, Morita K (2014) The association of plasma gamma-aminobutyric acid concentration with postoperative delirium in critically ill patients. Crit Care Resusc 16:269–273
12. Yoshitaka S, Egi M, Morimatsu H, Kanazawa T, Toda Y, Morita K (2013) Perioperative plasma melatonin concentration in postoperative critically ill patients: its association with delirium.

J Crit Care 28:236–242

13. Ely EW, Truman B, Shintani A, Thomason JW, Wheeler AP, Gordon S, Francis J, Speroff T, Gautam S, Margolin R, Sessler CN, Dittus RS, Bernard GR (2003) Monitoring sedation status over time in ICU patients: reliability and validity of the Richmond Agitation-Sedation Scale (RASS). JAMA 289:2983–2991

14. Gusmao-Flores D, Salluh JI, Chalhub RA, Quarantini LC (2012) The confusion assessment method for the intensive care unit (CAM-ICU) and intensive care delirium screening checklist (ICDSC) for the diagnosis of delirium: a systematic review and meta-analysis of clinical studies. Crit Care 16:R115

15. Saczynski JS, Marcantonio ER, Quach L, Fong TG, Gross A, Inouye SK, Jones RN (2012) Cognitive trajectories after postoperative delirium. N Engl J Med 367:30–39

第5章

心血管手术术后认知功能障碍的临床现状

Kazuyoshi Ishida, Atsuo Yamashita, Satoshi Yamashita, Mishiya Matsumoto

摘 要

术后认知功能障碍(POCD)是心脏和大血管手术后出现的严重的脑并发症之一,可导致患者生活质量下降,预后不良。在体外循环(CPB)下冠状动脉旁路移植术中已经对POCD进行了全面研究,以阐明其危险因素,寻求更好的治疗方法,减少POCD的发生。然而,在冠心病患者中,长期(>6个月)认知功能障碍的发生率在四个治疗组中(冠状动脉旁路移植术伴或不伴CPB,经皮冠状动脉介入治疗、药物治疗并随访观察)并无明显差异。这些发现表明,手术和CPB对认知障碍的影响主要发生在术后6个月以内。另一方面,对于瓣膜和大血管手术患者中的POCD,目前缺乏设计良好的大样本研究。下一步需阐明这些手术中POCD的长期发病率,并应纳入微创手术患者,如经导管主动脉瓣植入术和胸主动脉腔内修复术等。

关键词 术后认知功能障碍;冠状动脉旁路移植术;体外循环;瓣膜手术;大血管手术

5.1 引言

术后认知功能障碍(POCD)是导致患者术后生活质量下降的严重的脑并发症之一。POCD也影响患者的预后,其发病涉及多种因素。体外循环(CPB)被认为是引起POCD的主要原因,主动脉插管和主动脉夹闭过程中引起的心脏内空气和栓子播散,可对脑功

K. Ishida (✉) • A. Yamashita • S. Yamashita • M. Matsumoto
Department of Anesthesiology, Yamaguchi University Graduate School of Medicine,
1-1-1 Minamikogushi, Ube, Yamaguchi 755-8505, Japan
e-mail: ishid002@yamaguchi-u.ac.jp

能产生不利影响。此外,CPB过程可能导致大脑灌注不足、贫血、血脑屏障受损以及严重的系统性炎症,从而诱发脑部炎症。因此,自20世纪90年代以来,已开展了多项研究,评估CPB的危险因素,探讨更好的CPB管理方法,以降低体外循环下冠状动脉旁路移植术(ONCAB)患者POCD的发生率。根据2000年发表的一篇综述报道,ONCAB患者中POCD的发生率为30%~79%[1]。

最近的研究比较了接受ONCAB、非体循环下冠状动脉旁路移植术(OPCAB)、经皮冠状动脉介入治疗(PCI)和药物治疗并随访观察(FCA)冠心病患者认知功能障碍的发生率。然而研究发现,长期(6个月)认知功能障碍的发生率在4个治疗组中并无明显差异,这表明,手术和CPB对认知功能障碍的影响主要发生在术后6个月以内。

在日本,由于PCI技术的进步,冠心病外科手术的数量一直在减少,而瓣膜和大血管手术的数量却在逐步增加[2]。与ONCAB相比,瓣膜和大血管手术中产生栓子并播散至脑部的情况更为常见。此外,在大血管手术CPB过程中需要进行选择性脑灌注,可导致大脑血供不足。因此,对瓣膜和大血管手术中的POCD进行评估变得更为重要。

在本章中,我们回顾了ONCAB中POCD的发生率和危险因素,并综述了降低其发生率的相关试验。我们还列举出旨在显示ONCAB、OPCAB、PCI和FCA患者术后认知功能障碍差异的比较研究。此外,我们回顾了POCD在瓣膜和大血管手术中的发生率,并在表中列出了尽可能多的参考文献,以便读者更容易读取本部分所引用的代表性文章。

5.2 POCD 的评估

因为POCD不被视为一种疾病,美国精神病学协会出版的第5版《精神疾病诊断与统计手册》(DSM-5)并未将其纳入其中,这意味着POCD没有合适的诊断标准。因此,只能结合一些神经心理学测试(NT)对POCD进行评估。虽然人们已经就应该使用哪些NT达成共识[3],但在评估POCD的研究中,只有一半研究使用了这些公认的NT[4]。此外,这些研究使用不同的方法来分析NT评分,并在不同时间点进行评估,使得比较各研究之间POCD的发生率尤其困难。一般来说,当术后1周以后,仍有≥2项NT或认知领域提示有认知功能损害,即可认为发生了POCD。在术后1周内,对POCD进行评估往往是困难的,因为术后疼痛、麻醉残留效应以及术后谵妄等均会影响NT的实施。通常,术后3个月内发生的POCD被定义为早期POCD。NT评分异常是指NT评分的变化超过1个标准差(SD)或超过术前评分的20%(因为1个SD通常等于20%的NT分值改变),或与对照组相比,Z值改变≥1.96或使用可信改变指数。然而,有一些研究仅仅通过比较术前和术后平均NT评分或仅通过术后恶化的NT数值来评估POCD。

表5.1列举了研究ONCAB患者中POCD发生率的代表性文章[5-27]。在这些研究中,由于使用不同的NT和不同的评估时间点,POCD的发生率从0~81%不等,其中两项研究报道没有发生POCD[5,6]。Raymond等[7]在术后第5天用3种不同的方法(分别用评分降

低≥1 SD 或≥术前评分的 20%,或使用可信改变指数)评估 POCD 发生率,得到了不同的结果(3.6%,4.2%,7.7%)。此外,根据向均值回归的统计学概念,促使第二次测试得分与初始平均分数趋于一致,ONCAB 患者术前评分较高者术后 3 个月分数趋于降低,而术前评分较低者术后 3 个月分数趋于增高[8]。这提示我们,当仅仅根据术后 NT 评分降低来评估术前 NT 高分的患者是否发生 POCD 时,需特别谨慎。

只有少数研究探讨了 NT 中哪些认知领域容易受损。针对此问题,Kneebone 等[9]研究发现,记忆的提取和检索领域受到的影响(分别为 48% 和 35%)超过记忆编码和存储领域(17%)。

5.3 ONCAB 中 POCD 的发生

5.3.1 危险因素

许多研究已经探讨了 POCD 的危险因素(表 5.1,中间行)[10-24]。在 ONCAB 患者中,涉及 POCD 发生的危险因素包括来自患者背景的因素,例如年龄[12,13,15,18,19]、术前 NT 评分较低或已经存在认知功能障碍[12,14]、抑郁状态[14]、受教育水平低[13,15]和女性[13],其他危险因素包括高血压[13]、肾功能不全、糖尿病[19]以及复杂主动脉粥样硬化病变[12]等。

关于术中危险因素,已经报道的有体外循环脱机后室颤、心功能降低[10]和术后房颤[18]。POCD 与术中颈静脉球氧饱和度(SjO$_2$)降低之间的关系尚不明确[12,19]。尽管有报道表明 POCD 与术中微栓子数量有关[16],但其相关性在 1 项纳入了 15 篇文献的综述中并未得到支持[17]。另一方面,在基础研究中,目前认为围术期全身炎症反应是导致 POCD 的主要原因[20],因为它可以同时诱发脑部炎症[28]。

此外,一些研究表明,出院时或在 ONCAB 术后 4 个月发生 POCD 的患者,认知功能障碍可持续 3~5 年[15,18]。

有研究表明,载脂蛋白 E(ApoE)和甾醇 O-酰基转移酶 1 基因(SOAT1)的多态性也可能是影响 POCD 发生的危险因素[22-24]。具有 ApoEε4 基因型的个体,占所有成年人群的15%,其 β 淀粉样蛋白(Aβ)的清除机制受损,导致 Aβ 沉积,这是阿尔茨海默病的主要病因。之前已有报道显示 ApoEε4 基因型与 POCD 有关[22]。然而,最近的一篇报道提示,它们之间并无关联[23]。SOAT1 是一种能够在内质网中酯化胆固醇并通过胆固醇酯参与Aβ 生成的酶,研究报道 SOAT1 胞嘧啶(C)/C 基因型与阿尔茨海默病有关[29]。但目前尚不清楚 SOAT1 是否与 POCD 有关[24]。

5.3.2 麻醉药物

只有少数研究探讨了麻醉药物与 POCD 之间的关系(表 5.1)[25-27]。GABA$_A$ 受体激动剂苯二氮䓬类药物被认为可通过减少海马和基底前脑中乙酰胆碱的生成导致术后谵妄。乙酰胆碱的生成受到抑制后可导致记忆障碍,进一步诱发 POCD。在非心脏手术患者

表 5.1　ONCAB 中的 POCD

作者/ 发表年限	测试 数量	POCD 判定标准	病例数	评估时间	POCD 发生率(%)	P 值	备注
POCD 的评估							
Mullges[5] 2002	8	≥1 SD，≥2 项测试	52	9 天	—	—	未观察到 POCD
Dupuis[6] 2006	7	评分改变	332	32~65 个月 5 个月 1 年	0 0 0	— — —	未观察到 POCD
Raymond[7] 2006	9	≥1 SD 或 ≥20% 可信改变指数	55/C 40	5 天	3.6 或 4.2	—	评估方法不同，POCD 的发生率不同
Browne[8] 1999	10	≥0.5 SD，1 SD 和 20%	120	出院时	7.7	—	回归均值的概念涉及 NT 评分的变化
Kneebone[9] 2005	6	Z 值	85/C 50	3 个月 6 个月	— 48(记忆提取) 35(记忆检索) 17(编码和存储)	—	不同领域的记忆功能损伤率不同
危险因素							
Walzer[10] 1997	6	评分改变	70	2~3 天 5~9 天	14 —	— —	危险因素包括 CPB 后除颤、心排血量 下降，心搏量降低，术前评分低等
Toner[11] 1998	6	≥1 SD，2 项测试	62	1 周 2 个月	48 34	— —	POCD 患者脑电图 δ、θ、α 和 β 波功率 下降明显

（待续）

表 5.1 （续）

作者/发表年限	测试数量	POCD判定标准	病例数	评估时间	POCD发生率(%)	P值	备注
Robson[12] 2000	11	≥0.5 SD ≥1 SD	102	2个月	24 7	— —	危险因素是年龄和动脉粥样硬化 SjO₂降低不是危险因素
Di Carlo[13] 2001	9	日常活动	110(+心内手术)	6个月	9.1(重度) 22(轻度-中度)	— —	危险因素是女性,受教育程度低,摄入β-阻滞剂,高血压以及到达ICU时低 PaO_2
Millar[14] 2001	1	与标准值比较	81(13/68) (异常/正常)	6天 6个月	46/12 39/2	<0.001 <0.001	危险因素是术前存在的认知功能障碍和术后抑郁
Newman[15] 2001	5	≥1 SD	172	出院比6周 6个月比5年	53比36 24比42	—	危险因素是年龄,教育水平和出院时的POCD
Stygall[16] 2003	11	Z值	107	6天 8周比5年	—	—	危险因素是在第6天时微栓子计数和NT评分降低
Kruis[17] 2010	1	Meta分析	15篇参考文献	—	—	—	仅5篇参考文献报道微栓子和POCD之间有关联
Zimpfer[18] 2004	3	≥1 SD	88/C 80	1周 4个月比3年	51 49比50	—	危险因素为年龄,4个月时NT评分下降和AF POCD患者P300潜伏期延长至术后3年
Kadoi[19] 2006	6	?	88	6个月	27	—	危险因素不是年龄,肾功能不全,DM和胰岛素依赖结构
Ramlawi[20,21] 2006	8	≥1 SD,25%测试	40~42(+瓣膜手术)	4-5天	40~40.5	—	SjO₂降低不是危险因素 危险因素是CRP,IL-1β,IL-10,NSE,tau蛋白和C3a增高

（待续）

表 5.1（续）

	作者/发表年限	测试数量	POCD判定标准	病例数	评估时间	POCD发生率(%)	P值	备注
遗传因素								
	Tardif[22] 1997	7	≥20%,20%测试	17/48	6周	47 整组	0.03~0.04	POCD与APOEε4有关
	Askar[23] 2005	10	≥1 SD,2项测试	17/61	出院	58.8/48.2	0.443	POCD与APOEε4无关
					3个月	29.4/37.5	0.542	
	Tagarakis[24] 2007	3		137	1个月	95	—	与SOAT1基因无关
麻醉药物								
	Silbert[25] 2006	7	≥20%(1 SD),2项测试	158/168	1周或出院比	63/64(14/24)	0.93 (0.031)	低剂量芬太尼(10μg/kg)组患者POCD发生率高于高剂量(50μg/kg)组
					3个月	27/19(13/12)	0.09 (0.24)	
	Hudetz[26] 2009	10	≥1.96(Z值)	26/26/C26	1周	81/27	<0.001	单次给予氯胺酮(0.5mg/kg)可减少POCD的发生
	Schoen[27] 2011	4	评分改变	60/57 心脏手术	6天	—	≤0.001	与丙泊酚相比,七氟烷麻醉患者术后认知功能较好

注:POCD,术后认知功能障碍;ONCAB,体外循环下冠状动脉旁路移植术;SD,标准差;NT,神经心理学测试;C,对照组;CPB,体外循环;EEG,脑电图;SjO2,颈静脉球氧饱和度;ICU,重症监护室;AF,心房颤动;DM,糖尿病;CRP,C-反应蛋白;IL,白细胞介素;NSE,神经元特异性烯醇化酶;C3a,补体 3a;APOEε4,载脂蛋白ε4;SOAT1,甾醇 O-酰基转移酶 1。

中,有一些相互矛盾的研究结果:一项研究报道称,苯二氮䓬类药物治疗史与 POCD 有关[30];而另一项研究表明,术前使用该药物与 POCD 的发生无关[31]。由于苯二氮䓬类药物常用于心血管手术,因此应进一步研究围术期使用该药物与 POCD 之间的联系。

关于吸入和静脉麻醉药物,有研究报道,采用七氟醚麻醉的患者术后 6 天内的 NT 评分高于异丙酚麻醉患者[27]。使用低剂量(10μg/kg)芬太尼的 ONCAB 患者 POCD 的发生率略高于使用中等剂量(50μg/kg)芬太尼的患者[25]。单次给予氯胺酮 0.5mg/kg,可显著降低术后 1 周的 POCD 发生率[26]。该团队也曾报道氯胺酮可以减少术后谵妄的发生[32],这使该药极具吸引力。目前认为,氯胺酮是通过其抗炎作用降低 POCD 发生率的。

5.3.3　POCD 的发生与 CPB 管理

许多研究探讨了不同的 CPB 管理方法对 ONCAB 患者 POCD 发生率的影响[33-50](表 5.2)。

一些研究报道了 CPB 过程中体温管理与 POCD 的关系[33-39]。20 世纪 90 年代初,一项研究显示,在维持心脏功能方面,常温 CPB(约正常体温)优于传统低温 CPB(约 28℃),从此人们开始对常温 CPB 进行了深入研究。同时由于担心脑梗死的发病率可能增加,人们对脑梗死也进行了研究,随后研究了常温 CPB 与 POCD 的关系。后来得出结论,在 CPB 期间体温维持在 35℃~36℃或 28℃,POCD 的发生率并无明显差异[34,35]。这可能是由于容易产生栓子并扩散至脑部的操作过程(如主动脉插管、主动脉夹闭和开放等),都是在体温接近正常时进行的。此外,在低温 CPB 患者中,大脑在 CPB 脱机期间过度复温,可能抵消了低温的保护作用。然而有研究显示,37℃常温 CPB 患者的术后 NT 评分比 28℃或 32℃低温 CPB 患者更差[33],问题可能出在 CPB 期间为维持体温在 37℃而进行的加温过程,提示加温到 37℃可能影响并损害 ONCAB 患者的认知功能。鉴于此,一些研究在 CPB 期间和 CPB 后将体温维持在 34℃左右,而未积极复温至 37℃[36-39],其中两项研究报道 POCD 的发生率有所降低[36-37]。

在 CPB 的酸碱平衡管理中,α 稳态策略的 POCD 发生率低于 pH 值稳态策略[41,42],可能是因为 α 稳态策略保留了脑血流的自动调节功能,随血流播散至大脑的栓子较少。而在小儿停止循环的心脏外科手术中,pH 值稳态策略降低了术后神经发育障碍的风险。这可能是因为在小儿心脏手术中栓子的数量较少,在 pH 值稳态策略中,CO_2 负荷使血管扩张,从而能更加有效地冷却大脑[51]。

有研究探讨了 CPB 灌注压力和搏动血流对 POCD 的影响。据报道,当 CPB 灌注压力维持在 80~100mmHg 时,与 50~60mmHg 相比,脑梗死的发生率较低,但不确定这些不同的灌注压力是否影响 POCD[40]。最近的一项研究表明,有些病例在 CPB 期间脑血流自动调节的下限比以前预期的要高很多[52],因此下一步的研究需阐明 CPB 期间合适的灌注压力。目前尚不清楚搏动血流是否能有效改善 CPB 期间脑灌注并减少 POCD 的发生[40]。

表 5.2　POCD 与 ONCAB 中的 CPB 管理

作者/发表年限	测试数量	CPB 管理	POCD 判定标准	病例数	评估时间	POCD 发生率(%)	P 值	备注
温度控制								
Regragui[33] 1996	7	28°C 比 32°C 比 37°C	评分下降的 NT 数目	31/36/29	6 周	–	0.021	37°C CPB 对术后认知功能不利
Mora[34] 1996	5	≤28°C 比 ≥35°C	各测试中的评分比较	43/43	7~10 天 / 4~6 周	– / –	0.07 / NS	≥35°C 组仪数字广度测试较差
Grigore[35] 2001	5	28°C 比 36°C	>1 SD	110/117	6 周	39.3/39.1	0.99	未见明显差异
Nathan[36] 2001	11	复温后 34°C 比 37°C	>0.5 SD	111/112	1 周 / 3 个月	48/62 / –	0.048	34°C 较好 / 34°C 组钉板测验结果较好
Nathan[37] 2007	11	复温后 34°C 比 37°C	>1 SD	66/65	1 周 / 5 年	46/32 / 44/42	0.045 / 0.781	34°C 较好 / 1 周内的低 NT 评分与 5 年内评分降低相关
Grigore[38] 2002	5	缓慢复温比传统复温	>1 SD	50/79	6 周	–	0.047	缓慢复温影响 NT 评分
Boodhwani[39] 2007	8	CPB 期间和 CPB 后 34°C 比 37°C	>1 SD	133/134	1 周 / 3 个月	49/45 / 4/8	0.49 / 0.28	未见明显差异

（待续）

表 5.2（续）

作者/发表年限	测试数量	CPB 管理	POCD 判定标准	病例数	评估时间	POCD 发生率（%）	P 值	备注
酸碱度、灌注、血细胞比容和血糖								
Gold[40] 1995	11	CPB 期间高灌注（80~100mmHg）比低灌注压（50~60mmHg）	作者确定每个测试中的异常值	112/113	1 周	-	-	未见明显差异，高灌注压组仅手指敲击测试结果较好
					6 周	11/12	-	
Murkin[41] 1995	4	α 稳态比 pH 值稳态，搏动灌注比非搏动灌注	>20%	79/79	1 周	83/86	NS	
Patel[42] 1996	10	α 稳态比 pH 值稳态	>1 SD 测试数量≥3	35/35	2 个月	27/44	0.047	CPB 时间≥90min 时，α 稳态较好
					6 周	20/49	0.02	α 稳态较好
Mathew[43] 2007	5	血细胞比容≥27% 比 15%~18%	>1 SD	43/42	6 周	37.5/42.5	0.65	无明显差异，但血液稀释和年龄是 POCD 的危险因素
Butterworth[44] 2005	11	控制血糖（使用胰岛素）<100mg/dL 比不控制血糖水平	>20%	188/193	4~8 天比 3~6 周	65/63 比 21/22	NS	未见明显差异
					5.5~6.5 个月	13/18	NS	
Puskas[45] 2007	5	高血糖（≥200mg/dL）对 DM 患者 POCD 的影响比非 DM 患者	>1 SD	145/380	6 周	38/41（DM）	0.81	高血糖与非 DM 患者的 POCD 发生有关
						40/21（非 DM）	0.017	

（待续）

表 5.2（续）

作者/发表年限	测试数量	CPB管理	POCD判定标准	病例数	评估时间	POCD发生率（%）	P 值	备注
过滤器与循环回路								
Whitaker[46] 2004	9	动脉路去白细胞滤器比其他两种传统过滤器	Z值 >1 SD	82/73+37	6~8 周	1.98/0.84 （Z值） 7.8/5.6	0.07 0.18	动脉路去白细胞滤器是有效的
Gerriets[47] 2010	13	主动脉内滤器比动力型微泡清除器比传统过滤器	Z值	38/47/41	3 个月	– –	– –	动力型微泡清除器可有效减少微栓子，NT 评分更好
Heyer[48] 2002	4	肝素与非肝素 CPB 回路	比较总的变化分数	26/35	5 天 6 周	– –	0.04 0.62	肝素结合 CPB 回路中 C3a 浓度低，NT 评分下降幅度较小
其他								
Borger[49] 2001	10	灌注医生减少 CPB 期间的操作步骤	> 20% > 2 项测试	42/41	3 个月	50/34	0.18	未见显著差异
Stygall[50] 2009	9	单次夹闭和心脏搏动比间歇性室颤	比较评分的变化率	82/95	1 天 出院时	–	NS	未见显著差异

注：POCD，术后认知功能障碍；CPB，体外循环；ONCAB，体外循环下冠状动脉旁路移植术；NT，神经心理学测试；SD，标准差；PP，灌注压；DM，糖尿病；C3a，补体 3a；NS，不显著。

当术中血细胞比容水平维持在 27% 以上时,NT 评分的降低幅度下降[43]。在 ONCAB 手术中,当血糖水平 ≥200mg/dL 时,非糖尿病患者 POCD 的发生率增加[45],但使用胰岛素积极控制血糖水平 ≤100mg/dL 时,并未观察到 POCD 的发生率降低[44]。

一些研究尝试改进 CPB 的过滤器和循环回路。使用动脉路去白细胞滤器或动力型微泡清除器可使播散至大脑的微栓子减少,从而在一定程度上降低 POCD 的发生率[46,47]。此外,使用肝素结合 CPB 回路可抑制补体 C3a 的活化,POCD 的发生率也有所降低[48]。另外,室颤下 ONCAB 手术已被用来避免主动脉夹闭和心搏骤停,但目前尚未观察到该方法对于降低 POCD 发生率是否有效[50]。

无论哪种方式,所有通过优化 CPB 管理降低 POCD 发生率的研究仅对术后 2 个月内的疗效进行了评估(表 5.2),因此其长期疗效目前尚不清楚。

5.3.4 ONCAB 中药物对 POCD 的影响

一些研究探讨了在 ONCAB 期间使用某些药物是否能降低 POCD 的发生率(表 5.3)[53-64]。由于在 ONCAB 中易于使用,有试验研究了利多卡因预防 POCD 的有效性[54-56](一项研究涉及瓣膜手术[53])。虽然早期报道显示 POCD 的发生率有所下降[53,54],但长期观察并未发现明显疗效[55,56]。

关于其他药物,由于心血管手术(包括 ONCAB)有很高的脑梗死风险,一些临床研究试验了基础研究中对脑梗死模型有效的药物。单唾液酸神经节苷脂(GM1)是一种蛋白激酶 C 抑制剂,可通过激活 Na^+/K^+ ATP 酶和腺苷酸环化酶促进细胞修复,GM1 的神经保护作用已经在基础研究中得到证实。然而,关于 GM1 对 ONCAB 中 POCD 的影响目前仅进行了初步研究,结果并不明确[57]。另外,其他研究使用了抗氧化剂——培戈汀[59]、$GABA_A$ 受体拮抗剂——氯美噻唑[60]或抗血小板活化因子——昔帕泛[61]和 C5 补体成分单克隆抗体-——培克珠单抗[63],发现 POCD 的发生率并没有明显降低。绝经后妇女雌激素水平降低,导致胆固醇(特别是低密度脂蛋白)浓度升高,容易并发脑梗死。有试验性研究在 ONCAB 期间对绝经后妇女给予了 17-雌二醇治疗,却发现它不仅没有效果,反而使 NT 评分更低[64]。

瑞马西胺是一种 NMDA 受体拮抗剂,临床上被用作抗惊厥药物[65]。有研究报道,瑞马西胺可在一定程度上改善 NT 评分[58],但目前尚未见其他相关报道。此外,研究表明使用抑肽酶对 POCD 有利,但由于药物相关死亡率增加,2007 年该药物已被终止使用[62]。

综上所述,目前没有药物能够降低 ONCAB 相关的 POCD 发生率。不过,正如前面所提到的,基础研究正在探讨围术期炎症反应的作用,并将其作为 POCD 的主要病因[28]。下一步的研究有必要尝试抑制大脑的炎症反应,以期减少 POCD 的发生。

表 5.3　药物对 ONCAB 中 POCD 的影响

作者/发表年限	测试数量	药物	POCD 判定标准	病例数	评估时间	POCD 发生率(%)	P 值	备注
利多卡因								
Mitchell[55] 1999	6	1mg/kg 单次推注，然后连续输注 48h（瓣膜手术）	≥2 SD	25/24	10 天至 10 周	40/75 比 46/75	<0.025	利多卡因有效
				26/24 比 25/23	6 个月	28/48	NS	
Wang[54] 2002	6	1.5mg/kg 单次推注和 4mg/min 术中维持	>1 SD	43/45	9 天	18.6/40.0	0.028	利多卡因有效
Mitchell[55] 2009	7	1mg/kg 单次推注；2mg/kg，2h 1mg/kg，12h（包括瓣膜手术）	≥2 项测试 >1 SD	59/59	10 周	45.8/40.7	0.577	未见显著差异
				54/53	25 周	35.2/37.7	0.71	未见显著差异
Mathew[56] 2009	5	1mg/kg 单次推注；4mg/min，1h 2mg/min，1h；1mg/min，46h	>1 SD	88/94	6 周	45.5/45.7	0.97	
					1 年	40.0/51.7	0.185	
其他药物								
Grieco[57] 1996		单唾液酸四己糖神经节苷脂 300mg/d，术前 1 天和当天	≥2 SD	18/11	1 周	77.8/72.8	NS	
				16/8	6 个月	29.4/25	NS	未见显著差异
Arrowsmith[58] 1998	10	瑞马西胺（NMDA 拮抗剂）术前 4 天和术后 5 天（150mg，4 次/天）	Z 值	87/84	1 周	-		
					8 周	-	0.028	治疗组中一些测试和总的 Z 值更好

（待续）

表 5.3（续）

作者/发表年限	测试数量	药物	POCD判定标准	评估时间	病例数	POCD发生率（%）	P值	备注
Butterworth[59] 1999		培戈汀（抗氧化剂）2000IU 或 5000IU/kgIV 主动脉夹闭前 6~18 小时	≥20%	5~7 天 / 4~6 周	22/23/22 高/低/安慰剂	75/86/85 / 35/20/22	0.7 / 0.56	未见显著差异 / 未见显著差异
Kong[60] 2002	8	氯甲噻唑（$GABA_A$ 受体激动剂）负荷剂量 1.8mg, 0.8mg/h	>20% Z 值	4~7 周	110/109	—	0.27~ 0.39	未见显著差异
Taggart[61] 2003	10	昔帕泛（抗血小板激活因子）负荷剂量（0.4mg/kg）和负荷剂量（4mg）推注持续 24 小时	测试的数量（>20%）	出院时 / 3 个月	46/45/40 高/低/安慰剂	1.52/1.14/0.87 / 0.52/0.49/0.48	0.05 / 0.9	药物无效, 甚至更差 / 分更差
Harmon[62] 2004	6	抑肽酶, 负荷剂量 $2×10^6$ KIU CPB $2×10^6$ KIU, 术中 $5×10^5$/h KIU	可信改变指数	4 天 / 6 周	17/18	58/94 / 23/55	0.01 / 0.05	抑肽酶有效
Mathew[63] 2004	5	培克珠单抗（C5 的单克隆抗体）2mg/kg 推注±0.05mg/h	≥10%	4 天 / 30 天	238/245/239 推注+持续输注/推注+安慰剂	48/57/46 / 35/33/34	0.07 / 1	治疗组仅视觉空间领域损伤较小
Hogue[64] 2007	7	17-雌二醇贴术前 1 天, 0.08 ng/（kg·min）	>1 SD / ≥2 项测试	4~6 周 / 6 个月	86/88 （+瓣膜手术） 女性	22/21 / 23/15	0.45 / 0.82	未见显著差异, 但治疗组一些项分更差

注：POCD, 术后认知功能障碍；ONCAB, 体外循环下冠状动脉旁路移植术；SD, 标准差；NS, 不显著；NMDA, N-甲基-D-天冬氨酸；GABA, γ-氨基丁酸；CPB, 体外循环；cont, 持续的。

5.4 ONCAB 和 OPCAB 手术中 POCD 的发生

在上文中,我们已经阐述了 ONCAB(有 CPB)对 POCD 的影响。为揭示 CPB 在 POCD 中的作用,26 项研究(包括 3 项 Meta 分析)调查了 OPCAB(无 CPB)患者中 POCD 的发生率(表 5.4)[66-91]。与 ONCAB 相比,其中 8 项研究报道 OPCAB 中 POCD 的发生率降低[66,68,72-74,80-82],且没有 1 项研究显示 OPCAB 中 POCD 的发生率有所上升。大多数研究通过在患者出院时或术后 1 周至 6 个月评估 POCD,显示 OPCAB 优于 ONCAB。然而,在一些评估期更长的研究中,并未观察到 OPCAB 在此方面的优越性。这表明与 ONCAB 相比,OPCAB 患者在术后 6 个月内大脑的认知功能可能更好。

目前还不清楚,为何这两种手术在术后 6 个月以后的 NT 评分没有显著差异,但患者的衰老被认为会对 NT 评分产生负面影响。

5.5 冠心病的治疗方法与认知功能改变

为阐明手术本身对冠心病患者 POCD 的影响,一些研究比较了分别接受 ONCAB、OPCAB、PCI 和 FCA 治疗的冠心病患者的治疗结果(表 5.5)[92-101]。Blumenthal 等[92]较早关注了这一问题,结果发现 ONCAB 组患者出院时 POCD 的发生率高于 PCI 组[92]。但是只有另 1 项研究显示,与 PCI 组相比,ONCAB 组患者术后 3 周的 NT 评分较低[100]。Selnes 等[94-98]进行了一系列试验,使用根据 FCA 组或无冠心病的对照组患者数据计算的 Z 值,研究了 3 个月至 6 年随访期内 ONCAB、OPCAB、PCI 和 FCA 组患者的 POCD 发生率。他们发现,在 ONCAB、OPCAB、PCI 和 FCA 组中,术前 Z 值均为负值,术后 3 个月至 1 年 Z 值升高,1 年之后便开始下降,各组间未见显著差异。结果表明,ONCAB 组的 NT 评分与 OPCAB、PCI 和 FCA 组相似,差异无统计学意义。

在 ONCAB 和其他治疗组之间,并未观察到 NT 评分随时间变化的显著差异,这与我们在第 5.4 节和表 5.4 中列出的研究不同,那些研究显示 ONCAB 组更易发生 POCD。这是因为没有进行比较研究,以显示在术后早期(< 3 个月)ONCAB、OPCAB、PCI 和 FCA 各组之间的 NT 评分的变化差异。假设早期研究中发现的比较 ONCAB 和 PCI 组认知功能的结果是正确的[92,100],那么与 OPCAB、PCI、FCA 组相比,ONCAB 组患者在出院时或术后 3 个月内的 NT 评分可能更差。

5.6 ONCAB 和非心脏手术中 POCD 的比较

只有极少数研究比较了 ONCAB 和非心脏手术中 POCD 的发生率[102-104](表 5.5)。在术后 2 个月内,ONCAB 中 POCD 的发病率远远高于泌尿外科手术[103],但与胸科手术或血管外科手术相似[102,104]。然而在后两项研究中,未对已存在的并发症进行分析或标准

表 5.4　ONCAB 和 OPCAB 中 POCD 的比较

作者/发表年限	测试数量	POCD 判定标准	评估时间	ONCAB/OPCAB 病例数	POCD 发生率 (%)	P 值	备注
Diegeler[66] 2000	2	评分的变化	1 周	20/20	90/0	<0.01	ONCAB 中微栓塞和认知评分下降相关
Lloyd[67] 2000	7	评分下降的测试数量	1 年	30/30	2.19/2.13	0.9	发现 OPCAB 组 S100β 蛋白表达较高
Zamvar[68] 2002	9	>1 SD	1 周	30/30	66/27	<0.01	OPCAB 更好
			10 周		40/10	0.02	
Stroobant[69] 2002	7	≥20%,2 项测试	6 天	30/19	57/63	0.65	未见明显差异
			6 个月		18/0	0.1	
Lee[70] 2003	9	≥20%,20% 测试	2 周	29/29	15.4/16.1	NS	OPCAB 中 1 项 NT 评分较高
			1 年	27/26	14.8/18.5	NS	MIR 检测出 ONCAB 组脑血流量降低
Lund[71] 2005	10	≥20%,2 项测试	3 个月	52/54	23.1/20.4	0.74	OPCAB 中 2 组 NT 评分较好
			1 年	52/54	23.1/24.1	0.9	ONCAB 患者术前 MRI 异常与 POCD 相关
Cheng[72] 2005	37 篇参考文献	Meta 分析	1 个月	–	51/40	0.3	未见明显差异
			2~6 个月比 1 年	–	32/20 比 31/27	0.01 比 0.7	OPCAB 更好
Takagi[73] 2007	8 篇参考文献	Meta 分析	<2 周	–	–	0.1935	
			1~3 个月比 6~	–	–	0.0162 比	
			12 个月			0.8127	OPCAB 更好

（待续）

表 5.4 （续）

作者/ 发表年限	测试 数量	POCD 判定标准	评估时间	ONCAB/ OPCAB 病例数	POCD 发生率 (%)	P 值	备注
Al-Ruzzeh[74] 2006	13	评分的变化	6 周	79/80	—	<0.01	OPCAB 中 3 项 NT 评分较好
Ernest[75] 2006	11	>1.5 SD（已发表 的正常值）	3 个月比 6 个月 2 个月	76/75 比 72/73 31/46	— —	<0.05 NS	OPCAB 中 2 项 NT 评分较好
Van Dijk[76] 2002	11	≥20%	6 个月 3 月 1 年	32/47 120/128 122/130	— 29/21 33.6/30.8	NS 0.15 0.69	OPCAB 中 1 项 NT 评分较好 OPCAB 中 NT 评分升高
Van Dijk[77] 2007		≥20%	5 年	117/123	50.4/50.4	>0.99	未见明显差异
Hammon[78] 2006	11	≥20% ≥2 项测试	3~7 天 3~6 周	单次夹闭 102/ 多次夹闭 68/ OPCAB 68	60/60/70 32/51/39	0.439 0.325~0.485	未见明显差异
Jensen[79] 2006	7	≥2 项测试 ≥20%（Z 值）	3 个月	51/54	9.8/7.4 23.5/20.4 比 21.6/26	0.74 0.81 比 0.65	3 种分析方法均未见差异
Motallebzadeh[80] 2007	7	分值差异	出院时	104/108	—	0.01	
Baba[81] 2007	4	≥20%,2 项测试	6 周比 6 个月 1 周	91/87 比 84/84 129/89	— 22.5/11.2	0.09 比 1 0.024	OPCAB 较好

（待续）

表 5.4（续）

作者/发表年限	测试数量	POCD判定标准	评估时间	ONCAB/OPCAB病例数	POCD发生率（%）	P值	备注
Yin[82] 2007	5	>1 SD,2 项测试	1 周	20/20	—	<0.05	ONCAB 组 3 项 NT 评分比 OPCAB 组差
Hernandes[83] 2007	19	≥20%	4 天	102/99	61.8/51.5	NS	OPCAB 组 1 项或 2 项测试评分较差
		≥20%测试	6 个月		47.1/44.4	NS	
Marasco[84] 2008 8 篇参考文献	5	Meta 分析	≤3 个月 ≥6 个月	—	—	—	OPCAB 组连线测试结果较好
Jensen[85] 2008	7	≥2 项测试 ≥20%（Z 值）	1 年	43/47	9.3/19.2 11.6/12.8 比 27.9/29.8	0.18 0.87 比 0.84	3 种分析方法均未见明显差异
Tully[86] 2008	7	比较评分	6 天 6 个月	35/30 31/28	— —	NS NS	未见明显差异
Liu[87] 2009	9	Z 值	1 周 3 个月	59/168/C75	55.2/47.0 6.4/13.1	0.283 0.214	未见明显差异
Shroyer[88] 2009	10	Z 值	1 年	581/575	0.17/0.19 （Z 值）	—	OPCAB 组只有画钟测试结果较好
Kozora[89] 2010	10	≥1 SD,20% 测试	1 年	581/575	12/13.2	0.595	未见明显差异
Sousa Uva[90] 2010	8	Z 值	5 周	41/46/32C	—	—	ONCAB 组数字符号测验结果较差
Kennedy[91] 2013 13 篇参考文献	7	Meta 分析	≤3 个月 6~12 个月	— —	— —	0.21-0.78 0.09~0.93	未见明显差异

注:POCD,术后认知功能障碍;ONCAB,体外循环下冠状动脉旁路移植术;OPCAB,非体外循环下冠状动脉旁路移植术;SD,标准差;NT,神经心理学测试;C,对照组;NS,不显著。

表 5.5　冠心病的治疗类型与认知功能改变

作者/发表年限	测试数量	比较	POCD判定标准	评估时间	病例数	POCD发生率 (%)	P 值	备注
ONCAB 和其他冠脉疾病								
Blumenthal[92] 1991	5	ONCAB/PCI/瓣膜手术	评分改变	出院时	20/8/11	–	0.04	ONCAB 组和瓣膜手术组 1 项 NT 评分下降,PCI 组没有变化
Hlatky[93] 1997	5	ONCAB/PCI	评分改变	5 年	61/64	–	0.58	未见明显差异
Selnes[94] 2003	16	ONCAB/FCA	Z 值	3 个月 1 年	114/83 116/77	– –	NS NS	未见明显差异
Selnes[95] 2005	16	ONCAB/FCA	Z 值	3 个月 1 年 3 年	140/92 121/83 72/57	– – –	NS NS NS	Z 值改善超过 3 年
Selnes[96] 2008	9	ONCAB/FCA	Z 值	6 年	96/61	–	NS	未见明显差异
Selnes[97] 2007	16	ONCAB/OPCAB/FCA/C	Z 值	3 个月 1 年 3 年	121/54/91/65 124/55/91/67 74/33/66/55	– – –		术后 1~3 年,OPCAB 和 FCA 中一些 NT 评分较差 CAD 组未见明显差异
Selnes[98] 2009	6	ONCAB/OPCAB/FCA/C	Z 值	6 年	96/43/67/60	–	NS	CAD 组 NT 评分降低
Währborg[99] 2004	5	ONCAB/PCI	1 SD	6 个月 1 年	64/71 64/66	–	0.22~1 0.23~0.68	未见明显差异

（待续）

表 5.5（续）

作者/ 发表年限	测试 数量	比较	POCD 判定标准	评估时间	病例数	POCD 发生率（%）	P 值	备注
Rosengart[100] 2006	14	ONCAB/PCI/C	>1 SD 已发表的正 常值或 C 可信改 变指数	3 周 4 个月	35/42/44	— —	0.04	ONCAB 组在术后 3 周只有 1 项 NT 评分变差
Sweet[101] 2008	14	ONCAB/PCI/C	≥1.645（Z 值）	3 周 4 个月 1 年	39/42/44 33/38/42 31/40/42	— — —		CAD 组在术后 3 周和 1 年分别有 7 项和 3 项 NT 评分变差
ONCAB 与其他手术								
Vingerhoets[102] 1997	11	心脏手术比其他 大血管手术或 胸科手术	>1 SD，≥ 2 项测试	7~8 天 6 个月	91	45/40	NS NS	未见明显差异
Feam[103] 2001	16	ONCAB/泌尿手术	反应时间	1 周 2 个月 6 个月	64/19	10/5（拒绝测试）	差异显著 差异显著	TCD 显示低 CO_2R 和低灌注压是 危险因素
Sugiyama[104] 2002	3	ONCAB/瓣膜手术/ 血管手术	≥20%	10~14 天	65/37/24	46/43/38	NS	血管手术组中有更多患者伴有高 血压、糖尿病或高脂血症

注：POCD，术后认知功能障碍；ONCAB，体外循环下冠状动脉旁路移植术；PCI，经皮冠状动脉介入治疗；OPCAB，非体外循环下冠状动脉旁路移植术；C，对照组；d，天；w，周；m，月；NT，神经心理学测试；NS，不显著；FCA，冠心病随访观察；SD，标准差；CAD，冠心病；冠心病组（ONCAB+OPCAB+FCA）；CO_2R，CO_2 反应性；TCD，经颅多普勒。

化[102,104]。因此,ONCAB 和非心脏手术中 POCD 发生率的差异尚未完全阐明。

5.7　瓣膜手术与 POCD

与 ONCAB 相比,瓣膜手术在心内直视手术过程中,微栓子播散至大脑的风险较高,可能导致 POCD。在日本,由于老年患者的手术适应证不断扩展[2]以及经导管主动脉瓣植入术(TAVI)的临床应用,近年来接受瓣膜手术的患者数量不断增加。因此,目前研究瓣膜手术中 POCD 的发生率更有价值。相关代表性研究如表 5.6 所示[105-117]。

既往,有 5 项研究比较了 ONCAB 和瓣膜手术中 POCD 的发生率[105-109]。1 项纳入 22 例患者的小样本研究显示,接受 ONCAB+瓣膜手术的患者术后 1 周内 POCD 的发生率(50%)高于只接受 ONCAB 的患者(5%)[109]。另一项研究利用脑干听觉诱发电位,发现事件相关电位(P300)潜伏期仅在瓣膜手术后 4 个月仍持续延长[108]。但是,未见其他研究显示出明显的差异。

其他关于瓣膜手术的研究比较了主动脉瓣置换术中使用生物瓣和机械瓣[110],以及二尖瓣手术中采用瓣膜成形术和瓣膜置换术[111]的结果。他们发现,主动脉瓣置换术中使用生物瓣或二尖瓣手术中采用瓣膜置换术的患者,老年人比例较高,且有较高的 POCD 发病率[110,111]。

也有研究探讨了机器人手术和 TAVI 对 POCD 的影响。与传统手术相比,机器人手术对术后 1 周内的脑功能具有保护作用[116]。有趣的是,1 项研究结果显示,接受微创性 TAVI 的患者尽管老年人或伴有严重疾病的比例高于传统主动脉瓣置换患者,但 POCD 的发生率低至 5.4%[117]。

下一步需通过扩大样本量、增加 NT 测试的数量及延长随访观察时间等方法,进一步探究瓣膜手术中 POCD 的发生率。

5.8　大血管手术与 POCD

在日本,与瓣膜手术一样,接受大血管手术的患者数量也呈上升趋势[2]。在涉及主动脉弓的大血管手术中,CPB 过程尤为复杂。由于人造血管的远端吻合是在循环停止的情况下使用开放式远端吻合术,为保护脑功能,诱导深低温和选择性脑灌注是必要的。为此,常采用深低温停循环(DHCA)、逆行性脑灌注(RCP)或选择性脑灌注(SCP)。在大血管手术中,可能发生大脑血流灌注不足,因而研究 POCD 的发生率非常重要,但目前相关研究并不充分。其中部分原因是,与 ONCAB 相比,大血管手术中脑梗死的发生率要高得多(一些研究中约为 10%),使得研究如何减少脑梗死这一更为严重的并发症比研究 POCD 更为急迫。此外,发生癫痫或谵妄可使 POCD 难以评估,为维持机械通气长期使用镇静剂使 POCD 的评估变得更为复杂。

表 5.6 瓣膜手术中 POCD 发生率的比较

作者/发表年限	测试数量	比较	POCD判定标准	评估时间	病例数	POCD发生率(%)	P值	备注
ONCAB 比瓣膜手术								
Braekken[105] 1998	15	ONCAB/瓣膜手术	≥1 SD	5 天	21	67	—	瓣膜手术中发现微栓子与 POCD 相关
				2 个月	14/26	14/23	0.06	
Andrew[106] 2001	7	ONCAB/瓣膜手术/C	可信改变指数	1 周	59/50/C56	50/50	—	瓣膜手术后 6 个月一些 NT 评分较差
			≥2 项测试	6 个月	44/30/C56	27/40	—	
Ebert[107] 2001	6	ONCAB/瓣膜手术	>1.5 SD	2~3 天	42/42	57/71	0.172	未见明显差异
				1 周		36/19	0.087	
Zimpfer[108] 2002	2	ONCAB/瓣膜手术（AVR）	直接比较分值和潜伏期	1 周	53/29	—	0.607	各组术后 1 周 P300 潜伏期均延长
				4 个月		—	0.032	瓣膜手术后 P300 潜伏期仍延长
Hudetz[109] 2011	10	ONCAB/瓣膜手术± ONCAB/C	Z 值 >1.5 SD	1 周	22/22	5/50	<0.01	谵妄是 POCD 的危险因素
瓣膜手术								
Zimpfer[110] 2003	2	AVR（生物瓣/机械瓣）	>1 SD	1 周	29/53	52/45	0.114	各组术后 1 周 P300 潜伏期均延长
			评分和潜伏期变化	4 个月		50/12	0.0001	生物瓣组的潜伏期较长（年龄更高）
Grimm[111] 2003	2	MVP/MVR		1 周	20/20	—	—	生物瓣组年龄更高，结果较差
				4 个月		—	0.024	MVR 组连续测验 A 分数较差
Knipp[112] 2005	13	瓣膜手术	分值下降的 NT 测试数量	5 天	30	5/11（NT评分降低）	0.05	14 位患者有新发病灶，但与认知功能损害无关
				4 个月		0	—	

（待续）

表 5.6（续）

作者/发表年限	测试数量	比较	POCD判定标准	评估时间	病例数	POCD发生率(%)	P值	备注
Hong[113] 2008	3	瓣膜手术	降低≥20%或MMSE评分降低≥3分	1周	100	23%	—	rSO₂降低与POCD无关
Fakin[114] 2012	3	AVR(生物瓣)低温CPB比正常体温CPB		1周 / 4个月	30/30	—	NS / NS	P300潜伏期延长持续4个月组间未见明显差异
Ferrari[115] 2014	4	经导管二尖瓣成形术	可信改变指数	出院时 / 3个月	72	—	NS / NS	除连线测验B外，未发现明显损害
机器人手术和TAVI								
Bruce[116] 2014	7	机器人手术/传统手术/传统手术C/非手术C	≥20%，20%测试	1周 / 2个月	15/15/15/15	33.3/53.3/33.3 / 无损害	— / —	传统手术组的认知测试成绩较低，持续1周
Ghanem[117] 2013	6	TAVI	>1 SD	3天比3个月 / 1年比2年	111 / 86	5.4比3.6 / 3.6比3.6	— / —	—

注：POCD，术后认知功能障碍；ONCAB，体外循环下冠状动脉旁路移植术；SD，标准差；C，对照组；NT，神经心理学测试；AVR，主动脉瓣置换术；MVP，二尖瓣成形术；MVR，二尖瓣置换术；MMSE，简易精神状态检测；NS，不显著；TAVI，经导管主动脉瓣植入术。

既往对大血管手术中 POCD 的研究见表 5.7[118-126]。Ergin 等[118]评估了接受 DHCA(未提及具体体温)的患者术后 1 周和 6 周 POCD 的发生率,结果显示术后 1 周 POCD 的发生率为 31%,动脉硬化性动脉瘤、主动脉弓手术和长时间 DHCA(>25 分钟)是影响POCD发生的危险因素。在一项使用 DHCA、RCP 和 SCP 的研究中,POCD 在术后 3~6 天的发生率高达 96%,但在术后 2~3 周下降到 9%,不同的灌注方法之间 POCD 的发生率无显著差异[119]。Harrington 等[121]比较了接受 RCP 和 DHCA 患者的 POCD 发生率,发现 RCP 和 DHCA 后 6 周 POCD 发生率分别高达 93%和 77%,术后 12 周仍分别为 56%和 55%。然而另一项研究显示,RCP 组 POCD 发生率高达 16%,而 DHCA 组仅为 1.5%,POCD 与 RCP 的持续时间相关[120]。当对接受常规 CPB(瓣膜手术和ONCAB)、DHCA 和 SCP 患者的 POCD 发生率进行比较时,三项测试显示只有 SCP 组术后的认知评分降低,SCP 持续时间与认知评分下降之间有相关性[126]。此外,一项研究比较了常规 CPB(ONCAB)和RCP 中 POCD 发生率,结果显示,当 RCP 持续时间超过 60 分钟时,RCP 组患者术后 4~6个月的认知测试评分低于常规 CPB 组[123]。在 1 项较大样本的研究中,根据患者术后 6 年的日常生活活动, 比较了常规 CPB (ONCAB、瓣膜手术和升主动脉置换术)、DHCA 和SCP 患者 POCD 的发生率。结果显示,DHCA 持续时间与大脑神经处理速度或记忆障碍之间存在相关性,当 DHCA 持续时间超过 24 分钟时,大脑反应速率下降[125]。但是也有两项研究报道,在应用 SCP 后,并未明确观察到 POCD 的发生[122,124]。

这些研究成果表明, 在大血管手术中,DHCA 后 POCD 的发生率高于常规 CPB(ONCAB),即使在术中应用 RCP,其 POCD 的发生率也不会低于 DHCA。另外,SCP 与常规 CPB(ONCAB)相比,可能具有相近甚至更高的 POCD 发生率。

不过,对大血管手术中 POCD 的研究仍存在一些问题。第一,样本量不足;第二,在一些研究中,每位患者的评估时间点不一致(如从术后 12 天到 233 天不等);第三,只有极少数研究的随访时间超过 1 年,因此 POCD 的长期发病率仍然未知(表 5.7)。这些问题需要在下一步的研究中加以考虑。

5.9 近红外光谱监测与 POCD

最后,我们想要阐述一下 POCD 和术中监测的关系。在心脏和大血管手术中,近红外光谱监测 (NIRS) 常被用于检测脑缺血和防止脑功能障碍。至少有 8 项研究调查了 POCD 与 NIRS 值下降的关系[27,113,127-132]。在 NIRS 中,常用 INVOS™(美敦力,美国)检测局部脑氧饱和度(rSO₂),或 NIRO®(滨松光电,日本)检测组织氧合指数(TOI)。这些研究使用 rSO₂ 或 TOI 实际值的 35%~65%或基础值的 70%~80%作为报警阈值。但是相关研究是在 ONCAB 或瓣膜手术中进行的,未包括大血管手术。迄今为止,有 5 项研究报道了POCD 与 rSO₂ 值之间存在相关性[27,128-132],而 2 项研究显示它们之间没有关联[113,127](表5.7)。不同的研究之间的结果存在矛盾,其原因可能是由于各研究中使用的 NT 和 POCD

表 5.7 POCD 与手术

作者/发表年限	测试数量	POCD 判定标准	评估时间	病例数				POCD 发生率(%)	P 值	备注
				CPB	DHCA	RCP	SCP			
Ergin[118] 1999	8	≥50%	1 周		71			31	—	动脉粥样硬化和 DHCA 时间(>25min)是危险因素
Svensson[119] 2001	14	≥20%,2 项测试	3~6 天		10	10	10	96	NS	未见明显差异
			2~3 周					9	NS	DHCA 组分值较好
Reich[120] 2001	8	Z 值	16~121 天		69	25		1.5/16	0.0017	RCP 时间是危险因素
Harrington[121] 2003	7	≥20%,2 项测试	6 周		18	20		77/93	0.22	RCP 无益
			3 个月					56/55	0.93	
Özatik[122] 2004	4	分值改变	1 周				22	0	—	未观察到 POCD 发生
			2 个月					0		
Miyairi[123] 2005	11	Z 值	2~3 周	28		46		—	NS	RCP 时间(>60min)是危险因素
			4~6 个月					—		
Pacini[124] 2010	17	分值改变	1 周	14			16	0	—	未见明显差异
			6 个月					0		
Uysal[125] 2011	7(+日常生活活动)	Z 值	≤ 6 年	207	67		26	—	—	DHCA 时间是危险因素
Uysal[126] 2012	14	Z 值	12~233 天	24	23		10	—	—	RCP 时间是危险因素

注:POCD,术后认知功能障碍;CPB,体外循环;DHCA,深低温停循环;RCP,逆行性脑灌注;SCP,选择性脑灌注;NS,不显著。

标准不同或评估期不同。

NIRS 值与颈静脉球氧饱和度(SjO₂)值相近。一些研究显示,POCD 与 NIRS 之间存在相关性,而与之相反,另一些研究提示 POCD 与反映整个大脑血液循环的 SjO₂ 之间的关联并不明确[12,19]。这可能是因为 NIRS 采集到的是前额叶的血流动力学变化,这与大脑认知功能相关。

2 项报道了 NIRS 与 POCD 之间存在关联的研究,探讨了当采取积极管理方式(包括维持高 $PaCO_2$、高平均动脉压、低中心静脉压、增加 CPB 血流量和血细胞比容≥20% 等)维持 NIRS 值时,是否能改善 POCD[129,132],其有效性在各研究中并不一致。

越来越多的研究报道 POCD 与术中 NIRS 值下降相关。然而这些研究仅在短期内对 POCD 进行了评估。因此,有必要进一步研究积极管理 NIRS 值是否能改善 POCD 的长期发病率(表 5.8)。

5.10　小结

POCD 可能对患者的预后产生不利影响,所以为防止 ONCAB 患者发生 POCD,已经开展了多项研究。在 CPB 期间使用 α 稳态策略,并避免在 CPB 结束时积极复温,可有效防止 POCD 的发生。目前,没有药物可以缓解 POCD。有研究认为,在术后 6 个月以后,ONCAB、PCI 或 FCA 患者之间 POCD 发生率的差异不复存在。这也反过来表明,手术或 CPB 对 POCD 的影响主要发生在术后 6 个月内。

未来的挑战在于瓣膜手术和大血管手术中 POCD 的研究,因为此类患者的数量预计会逐渐增加。由于微创技术(如 TAVI 和胸主动脉腔内修复术等)可用于这些手术,因此研究微创手术能否像 OPCAB 一样降低 POCD 的发生率,以及这种有益的影响能否短期或长期存在,将会是非常有趣的课题。

表5.8　NIRS与POCD

作者/发表年限	测试数量	手术类型	POCD判定标准	评估时间	病例数	POCD发生率(%)	NIRS	异常值的定义	NIRS的有效性
Reents[127] 2002	5	ONCAB	≥1 SD	6天	47	34	INVOS™ 4100	$rSO_2 < 40$	无效
Yao[128] 2004	2	ONCAB 瓣膜手术	≥20%,1 SD	出院时	101	18~24	INVOS™ 4100	$rSO_2 < 75\%$基础值 $rSO_2 < 35$ $rSO_2 < 40$,10min	有效
Hong[113] 2008	3	瓣膜手术	≥20%,或MMSE 下降≥3分	1周	100	23	INVOS™ 5100	$rSO_2 < 50$ $rSO_2 < 80\%$基础值	无效
Slater[129] 2009	14	ONCAG	≥1 SD	3个月	240	60	INVOS™ 5100	AUC	有效
Shoen[27] 2011	4	心脏手术	分值变化	6天	117		INVOS™ 5100	$rSO_2 < 50$	有效
Fudickar[130] 2011	5	心脏手术	>20%,≥2项测试	5天	35	43	NIRO® 300	TOI < 65	有效
DeTourmayJette[131] 2011	8	ONCAB+ OPCAB	≥1 SD,2项测试	4~7天 1个月	57 61.0	81 39.0	INVOS™ 4100	$rSO_2 < 50$ $rSO_2 < 70\%$基础值	有效
Mohandas[132] 2013	2	心脏手术	≥20%	1周 3个月	100	– –	Equanox	积极控制维持 >85%基础值	有效 MMSE评分有所改善

注:NIRS,近红外光谱监测;POCD,术后认知功能障碍;ONCAB,体外循环下冠状动脉旁路移植术;SD,标准差;rSO_2,局部脑氧饱和度;valve,瓣膜手术;MMSE,简易精神状态检测;w,周;m,月;AUC,曲线下面积;TOI,组织氧合指数;OPCAB,非体外循环下冠状动脉旁路移植术。

（涂友兵　韦炜　译　张旭　校）

参考文献

1. Arrowsmith JE, Grocott HP, Reves JG et al (2000) Central nervous system complications of cardiac surgery. Br J Anaesth 84:378–393

2. Amano J, Kuwano H, Yokomise H (2013) Thoracic and cardiovascular surgery in Japan during 2011: Annual report by The Japanese Association for Thoracic Surgery. Gen Thorac Cardiovasc Surg 61:578–607

3. Murkin JM, Newman SP, Stump DA et al (1995) Statement of consensus on assessment of neurobehavioral outcomes after cardiac surgery. Ann Thorac Surg 59:1289–1295

4. Rudolph JL, Schreiber KA, Culley DJ et al (2010) Measurement of post-operative cognitive dysfunction after cardiac surgery: a systematic review. Acta Anaesthesiol Scand 54:663–677

5. Mullges W, Babin-Ebell J, Reents W et al (2002) Cognitive performance after coronary artery bypass grafting: a follow-up study. Neurology 59:741–743

6. Dupuis G, Kennedy E, Lindquist R et al (2006) Coronary artery bypass graft surgery and cognitive performance. Am J Crit Care 15:471–478

7. Raymond PD, Hinton-Bayre AD, Radel M et al (2006) Assessment of statistical change criteria used to define significant change in neuropsychological test performance following cardiac surgery. Eur J Cardiothorac Surg 29:82–88

8. Browne SM, Halligan PW, Wade DT et al (1999) Cognitive performance after cardiac operation: implications of regression toward the mean. J Thorac Cardiovasc Surg 117:481–485

9. Kneebone AC, Luszcz MA, Baker RA et al (2005) A syndromal analysis of neuropsychological outcome following coronary artery bypass graft surgery. J Neurol Neurosurg Psychiatry 76:1121–1127

10. Walzer T, Herrmann M, Wallesch CW (1997) Neuropsychological disorders after coronary bypass surgery. J Neurol Neurosurg Psychiatry 62:644–648

11. Toner I, Taylor KM, Newman S et al (1998) Cerebral functional changes following cardiac surgery: Neuropsychological and EEG assessment. Eur J Cardiothorac Surg 13:13–20

12. Robson MJ, Alston RP, Deary IJ et al (2000) Cognition after coronary artery surgery is not related to postoperative jugular bulb oxyhemoglobin desaturation. Anesth Analg 91:1317–1326

13. Di Carlo A, Perna AM, Pantoni L et al (2001) Clinically relevant cognitive impairment after cardiac surgery: a 6-month follow-up study. J Neurol Sci 188:85–93

14. Millar K, Asbury AJ, Murray GD (2001) Pre-existing cognitive impairment as a factor influencing outcome after cardiac surgery. Br J Anaesth 86:63–67

15. Newman MF, Kirchner JL, Phillips-Bute B et al (2001) Longitudinal assessment of neurocognitive function after coronary-artery bypass surgery. N Engl J Med 344:395–402

16. Stygall J, Newman SP, Fitzgerald G et al (2003) Cognitive change 5 years after coronary artery bypass surgery. Health Psychol 22:579–586

17. Kruis RW, Vlasveld FA, Van Dijk D (2010) The (un)importance of cerebral microemboli. Semin Cardiothorac Vasc Anesth 14:111–118

18. Zimpfer D, Czerny M, Vogt F et al (2004) Neurocognitive deficit following coronary artery bypass grafting: a prospective study of surgical patients and nonsurgical controls. Ann Thorac Surg 78:513–519

19. Kadoi Y, Goto F (2006) Factors associated with postoperative cognitive dysfunction in patients undergoing cardiac surgery. Surg Today 36:1053–1057

20. Ramlawi B, Rudolph JL, Mieno S et al (2006) C-reactive protein and inflammatory response associated to neurocognitive decline following cardiac surgery. Surgery 140:221–226

21. Ramlawi B, Rudolph JL, Mieno S et al (2006) Serologic markers of brain injury and cognitive function after cardiopulmonary bypass. Ann Surg 244:593–601

22. Tardiff BE, Newman MF, Saunders AM et al (1997) Preliminary report of a genetic basis for cognitive decline after cardiac operations. The Neurologic Outcome Research Group of the Duke Heart Center. Ann Thorac Surg 64:715–720

23. Askar FZ, Cetin HY, Kumral E et al (2005) Apolipoprotein E epsilon4 allele and neurobehavioral status after on-pump coronary artery bypass grafting. J Card Surg 20:501–505

24. Tagarakis G, Tsolaki-Tagaraki F, Tsolaki M et al (2007) The role of SOAT-1 polymorphisms in cognitive decline and delirium after bypass heart surgery. Clin Res Cardiol 96:600–603

25. Silbert BS, Scott DA, Evered LA et al (2006) A comparison of the effect of high- and low-dose fentanyl on the incidence of postoperative cognitive dysfunction after coronary artery bypass

surgery in the elderly. Anesthesiology 104:1137–1145

26. Hudetz JA, Iqbal Z, Gandhi SD et al (2009) Ketamine attenuates post-operative cognitive dysfunction after cardiac surgery. Acta Anaesthesiol Scand 53:864–872

27. Schoen J, Husemann L, Tiemeyer C et al (2011) Cognitive function after sevoflurane- vs propofol-based anaesthesia for on-pump cardiac surgery: a randomized controlled trial. Br J Anaesth 106:840–850

28. van Harten AE, Scheeren TW, Absalom AR (2012) A review of postoperative cognitive dysfunction and neuroinflammation associated with cardiac surgery and anaesthesia. Anaesthesia 67:280–293

29. Lamsa R, Helisalmi S, Herukka SK et al (2007) Study on the association between SOAT1 polymorphisms, Alzheimer's disease risk and the level of CSF biomarkers. Dement Geriatr Cogn Disord 24:146–150

30. Moller JT, Cluitmans P, Rasmussen LS et al (1998) Long-term postoperative cognitive dysfunction in the elderly ISPOCD1 study. ISPOCD investigators. International Study of Post-Operative Cognitive Dysfunction. Lancet 351:857–861

31. Rasmussen LS, Steentoft A, Rasmussen H et al (1999) Benzodiazepines and postoperative cognitive dysfunction in the elderly. ISPOCD Group. International Study of Postoperative Cognitive Dysfunction. Br J Anaesth 83:585–589

32. Hudetz JA, Patterson KM, Iqbal Z et al (2009) Ketamine attenuates delirium after cardiac surgery with cardiopulmonary bypass. J Cardiothorac Vasc Anesth 23:651–657

33. Regragui I, Birdi I, Izzat MB et al (1996) The effects of cardiopulmonary bypass temperature on neuropsychologic outcome after coronary artery operations: a prospective randomized trial. J Thorac Cardiovasc Surg 112:1036–1045

34. Mora CT, Henson MB, Weintraub WS et al (1996) The effect of temperature management during cardiopulmonary bypass on neurologic and neuropsychologic outcomes in patients undergoing coronary revascularization. J Thorac Cardiovasc Surg 112:514–522

35. Grigore AM, Mathew J, Grocott HP et al (2001) Prospective randomized trial of normothermic versus hypothermic cardiopulmonary bypass on cognitive function after coronary artery bypass graft surgery. Anesthesiology 95:1110–1119

36. Nathan HJ, Wells GA, Munson JL et al (2001) Neuroprotective effect of mild hypothermia in patients undergoing coronary artery surgery with cardiopulmonary bypass: a randomized trial. Circulation 104:I85–I91

37. Nathan HJ, Rodriguez R, Wozny D et al (2007) Neuroprotective effect of mild hypothermia in patients undergoing coronary artery surgery with cardiopulmonary bypass: five-year follow-up of a randomized trial. J Thorac Cardiovasc Surg 133:1206–1211

38. Grigore AM, Grocott HP, Mathew JP et al (2002) The rewarming rate and increased peak temperature alter neurocognitive outcome after cardiac surgery. Anesth Analg 94:4–10

39. Boodhwani M, Rubens F, Wozny D et al (2007) Effects of sustained mild hypothermia on neurocognitive function after coronary artery bypass surgery: a randomized, double-blind study. J Thorac Cardiovasc Surg 134:1443–1452

40. Gold JP, Charlson ME, Williams-Russo P et al (1995) Improvement of outcomes after coronary artery bypass. A randomized trial comparing intraoperative high versus low mean arterial pressure. J Thorac Cardiovasc Surg 110:1302–1314

41. Murkin JM, Martzke JS, Buchan AM et al (1995) A randomized study of the influence of perfusion technique and pH management strategy in 316 patients undergoing coronary artery bypass surgery. II. Neurologic and cognitive outcomes. J Thorac Cardiovasc Surg 110:349–362

42. Patel RL, Turtle MR, Chambers DJ et al (1996) Alpha-stat acid-base regulation during cardiopulmonary bypass improves neuropsychologic outcome in patients undergoing coronary artery bypass grafting. J Thorac Cardiovasc Surg 111:1267–1279

43. Mathew JP, Mackensen GB, Phillips-Bute B et al (2007) Effects of extreme hemodilution during cardiac surgery on cognitive function in the elderly. Anesthesiology 107:577–584

44. Butterworth J, Wagenknecht LE, Legault C et al (2005) Attempted control of hyperglycemia during cardiopulmonary bypass fails to improve neurologic or neurobehavioral outcomes in patients without diabetes mellitus undergoing coronary artery bypass grafting. J Thorac Cardiovasc Surg 130:1319

45. Puskas F, Grocott HP, White WD et al (2007) Intraoperative hyperglycemia and cognitive decline after CABG. Ann Thorac Surg 84:1467–1473

46. Whitaker DC, Newman SP, Stygall J et al (2004) The effect of leucocyte-depleting arterial line filters on cerebral microemboli and neuropsychological outcome following coronary artery

bypass surgery. Eur J Cardiothorac Surg 25:267–274

47. Gerriets T, Schwarz N, Sammer G et al (2010) Protecting the brain from gaseous and solid micro-emboli during coronary artery bypass grafting: a randomized controlled trial. Eur Heart J 31:360–368

48. Heyer EJ, Lee KS, Manspeizer HE et al (2002) Heparin-bonded cardiopulmonary bypass circuits reduce cognitive dysfunction. J Cardiothorac Vasc Anesth 16:37–42

49. Borger MA, Peniston CM, Weisel RD et al (2001) Neuropsychologic impairment after coronary bypass surgery: effect of gaseous microemboli during perfusionist interventions. J Thorac Cardiovasc Surg 121:743–749

50. Stygall J, Suvarna S, Harrington J et al (2009) Effect on the brain of two techniques of myocardial protection. Asian Cardiovasc Thorac Ann 17:259–265

51. Abdul Aziz KA, Meduoye A (2010) Is pH-stat or alpha stat the best technique to follow in patients undergoing deep hypothermic circulatory arrest? Interact Cardiovasc Thorac Surg 10:271–282

52. Brady K, Joshi B, Zweifel C et al (2010) Real-time continuous monitoring of cerebral blood flow autoregulation using near-infrared spectroscopy in patients undergoing cardiopulmonary bypass. Stroke 41:1951–1956

53. Mitchell SJ, Pellett O, Gorman DF (1999) Cerebral protection by lidocaine during cardiac operations. Ann Thorac Surg 67:1117–1124

54. Wang D, Wu X, Li J et al (2002) The effect of lidocaine on early postoperative cognitive dysfunction after coronary artery bypass surgery. Anesth Analg 95:1134–1141

55. Mitchell SJ, Merry AF, Frampton C et al (2009) Cerebral protection by lidocaine during cardiac operations: a follow-up study. Ann Thorac Surg 87:820–825

56. Mathew JP, Mackensen GB, Phillips-Bute B et al (2009) Randomized, double-blinded, placebo controlled study of neuroprotection with lidocaine in cardiac surgery. Stroke 40:880–887

57. Grieco G, d'Hollosy M, Culliford AT et al (1996) Evaluating neuroprotective agents for clinical anti-ischemic benefit using neurological and neuropsychological changes after cardiac surgery under cardiopulmonary bypass. Methodological strategies and results of a double-blind, placebo-controlled trial of GM1 ganglioside. Stroke 27:858–874

58. Arrowsmith JE, Harrison MJ, Newman SP et al (1998) Neuroprotection of the brain during cardiopulmonary bypass: a randomized trial of remacemide during coronary artery bypass in 171 patients. Stroke 29:2357–2362

59. Butterworth J, Legault C, Stump DA et al (1999) A randomized, blinded trial of the antioxidant pegorgotein: no reduction in neuropsychological deficits, inotropic drug support, or myocardial ischemia after coronary artery bypass surgery. J Cardiothorac Vasc Anesth 13:690–694

60. Kong RS, Butterworth J, Aveling W et al (2002) Clinical trial of the neuroprotectant clomethiazole in coronary artery bypass graft surgery: a randomized controlled trial. Anesthesiology 97:585–591

61. Taggart DP, Browne SM, Wade DT et al (2003) Neuroprotection during cardiac surgery: a randomised trial of a platelet activating factor antagonist. Heart 89:897–900

62. Harmon DC, Ghori KG, Eustace NP et al (2004) Aprotinin decreases the incidence of cognitive deficit following CABG and cardiopulmonary bypass: a pilot randomized controlled study. Can J Anaesth 51:1002–1009

63. Mathew JP, Shernan SK, White WD et al (2004) Preliminary report of the effects of complement suppression with pexelizumab on neurocognitive decline after coronary artery bypass graft surgery. Stroke 35:2335–2339

64. Hogue CW Jr, Freedland K, Hershey T et al (2007) Neurocognitive outcomes are not improved by 17beta-estradiol in postmenopausal women undergoing cardiac surgery. Stroke 38:2048–2054

65. Malek R, Borowicz KK, Kimber-Trojnar Z et al (2003) Remacemide--a novel potential anti-epileptic drug. Pol J Pharmacol 55:691–698

66. Diegeler A, Hirsch R, Schneider F et al (2000) Neuromonitoring and neurocognitive outcome in off-pump versus conventional coronary bypass operation. Ann Thorac Surg 69:1162–1166

67. Lloyd CT, Ascione R, Underwood MJ et al (2000) Serum S-100 protein release and neuropsychologic outcome during coronary revascularization on the beating heart: a prospective randomized study. J Thorac Cardiovasc Surg 119:148–154

68. Zamvar VY, Khan NU, Madhavan A et al (2002) Clinical outcomes in coronary artery bypass graft surgery: comparison of off-pump and on-pump techniques. Heart Surg Forum 5:109–113

69. Stroobant N, Van Nooten G, Belleghem Y et al (2002) Short-term and long-term neurocognitive outcome in on-pump versus off-pump CABG. Eur J Cardiothorac Surg 22:559–564

70. Lee JD, Lee SJ, Tsushima WT et al (2003) Benefits of off-pump bypass on neurologic and

clinical morbidity: a prospective randomized trial. Ann Thorac Surg 76:18–26

71. Lund C, Sundet K, Tennoe B et al (2005) Cerebral ischemic injury and cognitive impairment after off-pump and on-pump coronary artery bypass grafting surgery. Ann Thorac Surg 80:2126–2131

72. Cheng DC, Bainbridge D, Martin JE et al (2005) Does off-pump coronary artery bypass reduce mortality, morbidity, and resource utilization when compared with conventional coronary artery bypass? A meta-analysis of randomized trials. Anesthesiology 102:188–203

73. Takagi H, Tanabashi T, Kawai N et al (2007) Cognitive decline after off-pump versus on-pump coronary artery bypass graft surgery: meta-analysis of randomized controlled trials. J Thorac Cardiovasc Surg 134:512–513

74. Al-Ruzzeh S, George S, Bustami M et al (2006) Effect of off-pump coronary artery bypass surgery on clinical, angiographic, neurocognitive, and quality of life outcomes: randomised controlled trial. BMJ 332:1365

75. Ernest CS, Worcester MU, Tatoulis J et al (2006) Neurocognitive outcomes in off-pump versus on-pump bypass surgery: a randomized controlled trial. Ann Thorac Surg 81:2105–2114

76. Van Dijk D, Jansen EW, Hijman R et al (2002) Cognitive outcome after off-pump and on-pump coronary artery bypass graft surgery: a randomized trial. JAMA 287:1405–1412

77. van Dijk D, Spoor M, Hijman R et al (2007) Cognitive and cardiac outcomes 5 years after off-pump vs on-pump coronary artery bypass graft surgery. JAMA 297:701–708

78. Hammon JW, Stump DA, Butterworth JF et al (2006) Single crossclamp improves 6-month cognitive outcome in high-risk coronary bypass patients: the effect of reduced aortic manipulation. J Thorac Cardiovasc Surg 131:114–121

79. Jensen BO, Hughes P, Rasmussen LS et al (2006) Cognitive outcomes in elderly high-risk patients after off-pump versus conventional coronary artery bypass grafting: a randomized trial. Circulation 113:2790–2795

80. Motallebzadeh R, Bland JM, Markus HS et al (2007) Neurocognitive function and cerebral emboli: randomized study of on-pump versus off-pump coronary artery bypass surgery. Ann Thorac Surg 83:475–482

81. Baba T, Goto T, Maekawa K et al (2007) Early neuropsychological dysfunction in elderly high-risk patients after on-pump and off-pump coronary bypass surgery. J Anesth 21:452–458

82. Yin YQ, Luo AL, Guo XY et al (2007) Postoperative neuropsychological change and its underlying mechanism in patients undergoing coronary artery bypass grafting. Chin Med J 120:1951–1957

83. Hernandez F Jr, Brown JR, Likosky DS et al (2007) Neurocognitive outcomes of off-pump versus on-pump coronary artery bypass: a prospective randomized controlled trial. Ann Thorac Surg 84:1897–1903

84. Marasco SF, Sharwood LN, Abramson MJ (2008) No improvement in neurocognitive outcomes after off-pump versus on-pump coronary revascularisation: a meta-analysis. Eur J Cardiothorac Surg 33:961–970

85. Jensen BO, Rasmussen LS, Steinbruchel DA (2008) Cognitive outcomes in elderly high-risk patients 1 year after off-pump versus on-pump coronary artery bypass grafting. A randomized trial. Eur J Cardiothorac Surg 34:1016–1021

86. Tully PJ, Baker RA, Kneebone AC et al (2008) Neuropsychologic and quality-of-life outcomes after coronary artery bypass surgery with and without cardiopulmonary bypass: a prospective randomized trial. J Cardiothorac Vasc Anesth 22:515–521

87. Liu YH, Wang DX, Li LH et al (2009) The effects of cardiopulmonary bypass on the number of cerebral microemboli and the incidence of cognitive dysfunction after coronary artery bypass graft surgery. Anesth Analg 109:1013–1022

88. Shroyer AL, Grover FL, Hattler B et al (2009) On-pump versus off-pump coronary-artery bypass surgery. N Engl J Med 361:1827–1837

89. Kozora E, Kongs S, Collins JF et al (2010) Cognitive outcomes after on- versus off-pump coronary artery bypass surgery. Ann Thorac Surg 90:1134–1141

90. Sousa Uva M, Cavaco S, Oliveira AG et al (2010) Early graft patency after off-pump and on-pump coronary bypass surgery: a prospective randomized study. Eur Heart J 31:2492–2499

91. Kennedy ED, Choy KC, Alston RP et al (2013) Cognitive outcome after on- and off-pump coronary artery bypass grafting surgery: a systematic review and meta-analysis. J Cardiothorac Vasc Anesth 27:253–265

92. Blumenthal JA, Madden DJ, Burker EJ et al (1991) A preliminary study of the effects of cardiac procedures on cognitive performance. Int J Psychosom 38:13–16

93. Hlatky MA, Bacon C, Boothroyd D et al (1997) Cognitive function 5 years after randomiza-

tion to coronary angioplasty or coronary artery bypass graft surgery. Circulation 96:II–11–15

94. Selnes OA, Grega MA, Borowicz LM Jr et al (2003) Cognitive changes with coronary artery disease: a prospective study of coronary artery bypass graft patients and nonsurgical controls. Ann Thorac Surg 75:1377–1386

95. Selnes OA, Grega MA, Borowicz LM et al (2005) Cognitive outcomes three years after coronary artery bypass surgery: a comparison of on-pump coronary artery bypass graft surgery and nonsurgical controls. Ann Thorac Surg 79:1201–1209

96. Selnes OA, Grega MA, Bailey MM et al (2008) Cognition 6 years after surgical or medical therapy for coronary artery disease. Ann Neurol 63:581–590

97. Selnes OA, Grega MA, Bailey MM et al (2007) Neurocognitive outcomes 3 years after coronary artery bypass graft surgery: a controlled study. Ann Thorac Surg 84:1885–1896

98. Selnes OA, Grega MA, Bailey MM et al (2009) Do management strategies for coronary artery disease influence 6-year cognitive outcomes? Ann Thorac Surg 88:445–454

99. Wahrborg P, Booth JE, Clayton T et al (2004) Neuropsychological outcome after percutaneous coronary intervention or coronary artery bypass grafting: results from the Stent or Surgery (SoS) Trial. Circulation 110:3411–3417

100. Rosengart TK, Sweet JJ, Finnin E et al (2006) Stable cognition after coronary artery bypass grafting: comparisons with percutaneous intervention and normal controls. Ann Thorac Surg 82:597–607

101. Sweet JJ, Finnin E, Wolfe PL et al (2008) Absence of cognitive decline one year after coronary bypass surgery: comparison to nonsurgical and healthy controls. Ann Thorac Surg 85:1571–1578

102. Vingerhoets G, Van Nooten G, Vermassen F et al (1997) Short-term and long-term neuropsychological consequences of cardiac surgery with extracorporeal circulation. Eur J Cardiothorac Surg 11:424–431

103. Fearn SJ, Pole R, Wesnes K et al (2001) Cerebral injury during cardiopulmonary bypass: emboli impair memory. J Thorac Cardiovasc Surg 121:1150–1160

104. Sugiyama N, Kawaguchi M, Yoshitani K et al (2002) The incidence and severity of cognitive decline after major noncardiac surgery: a comparison with that after cardiac surgery with cardiopulmonary bypass. J Anesth 16:261–264

105. Braekken SK, Reinvang I, Russell D et al (1998) Association between intraoperative cerebral microembolic signals and postoperative neuropsychological deficit: comparison between patients with cardiac valve replacement and patients with coronary artery bypass grafting. J Neurol Neurosurg Psychiatry 65:573–576

106. Andrew MJ, Baker RA, Bennetts J et al (2001) A comparison of neuropsychologic deficits after extracardiac and intracaradiac surgery. J Cardiothorac Vasc Anesth 15:9–14

107. Ebert AD, Walzer TA, Huth C et al (2001) Early neurobehavioral disorders after cardiac surgery: a comparative analysis of coronary artery bypass graft surgery and valve replacement. J Cardiothorac Vasc Anesth 15:15–19

108. Zimpfer D, Czerny M, Kilo J et al (2002) Cognitive deficit after aortic valve replacement. Ann Thorac Surg 74:407–412

109. Hudetz JA, Iqbal Z, Gandhi SD et al (2011) Postoperative delirium and short-term cognitive dysfunction occur more frequently in patients undergoing valve surgery with or without coronary artery bypass graft surgery compared with coronary artery bypass graft surgery alone: results of a pilot study. J Cardiothorac Vasc Anesth 25:811–816

110. Zimpfer D, Kilo J, Czerny M et al (2003) Neurocognitive deficit following aortic valve replacement with biological/mechanical prosthesis. Eur J Cardiothorac Surg 23:544–551

111. Grimm M, Zimpfer D, Czerny M et al (2003) Neurocognitive deficit following mitral valve surgery. Eur J Cardiothorac Surg 23:265–271

112. Knipp SC, Matatko N, Schlamann M et al (2005) Small ischemic brain lesions after cardiac valve replacement detected by diffusion-weighted magnetic resonance imaging: relation to neurocognitive function. Eur J Cardiothorac Surg 28:88–96

113. Hong SW, Shim JK, Choi YS et al (2008) Prediction of cognitive dysfunction and patients' outcome following valvular heart surgery and the role of cerebral oximetry. Eur J Cardiothorac Surg 33:560–565

114. Fakin R, Zimpfer D, Sodeck GH et al (2012) Influence of temperature management on neurocognitive function in biological aortic valve replacement. A prospective randomized trial. J Cardiovasc Surgery 53:107–112

115. Ferrari R, Vidotto G, Muzzolon C et al (2014) Neurocognitive deficit and quality of life after mitral valve repair. J Heart Valve Dis 23:72–78

116. Bruce KM, Yelland GW, Almeida AA et al (2014) Effects on cognition of conventional and robotically assisted cardiac valve operation. Ann Thorac Surg 97:48–55

117. Ghanem A, Kocurek J, Sinning JM et al (2013) Cognitive trajectory after transcatheter aortic valve implantation. Circ Cardiovasc Interv 6:615–624

118. Ergin MA, Uysal S, Reich DL et al (1999) Temporary neurological dysfunction after deep hypothermic circulatory arrest: a clinical marker of long-term functional deficit. Ann Thorac Surg 67:1887–1890

119. Svensson LG, Nadolny EM, Penney DL et al (2001) Prospective randomized neurocognitive and S-100 study of hypothermic circulatory arrest, retrograde brain perfusion, and antegrade brain perfusion for aortic arch operations. Ann Thorac Surg 71:1905–1912

120. Reich DL, Uysal S, Ergin MA et al (2001) Retrograde cerebral perfusion during thoracic aortic surgery and late neuropsychological dysfunction. Eur J Cardiothorac Surg 19:594–600

121. Harrington DK, Bonser M, Moss A et al (2003) Neuropsychometric outcome following aortic arch surgery: a prospective randomized trial of retrograde cerebral perfusion. J Thorac Cardiovasc Surg 126:638–644

122. Ozatik MA, Kucuker SA, Tuluce H et al (2004) Neurocognitive functions after aortic arch repair with right brachial artery perfusion. Ann Thorac Surg 78:591–595

123. Miyairi T, Takamoto S, Kotsuka Y et al (2005) Comparison of neurocognitive results after coronary artery bypass grafting and thoracic aortic surgery using retrograde cerebral perfusion. Eur J Cardiothorac Surg 28:97–103

124. Pacini D, Di Marco L, Leone A et al (2010) Cerebral functions and metabolism after antegrade selective cerebral perfusion in aortic arch surgery. Eur J Cardiothorac Surg 37:1322–1331

125. Uysal S, Mazzeffi M, Lin HM et al (2011) Internet-based assessment of postoperative neurocognitive function in cardiac and thoracic aortic surgery patients. J Thorac Cardiovasc Surg 141:777–781

126. Uysal S, Lin HM, Fischer GW et al (2012) Selective cerebral perfusion for thoracic aortic surgery: association with neurocognitive outcome. J Thorac Cardiovasc Surg 143:1205–1212

127. Reents W, Muellges W, Franke D et al (2002) Cerebral oxygen saturation assessed by near-infrared spectroscopy during coronary artery bypass grafting and early postoperative cognitive function. Ann Thorac Surg 74:109–114

128. Yao FS, Tseng CC, Ho CY et al (2004) Cerebral oxygen desaturation is associated with early postoperative neuropsychological dysfunction in patients undergoing cardiac surgery. J Cardiothorac Vasc Anesth 18:552–558

129. Slater JP, Guarino T, Stack J et al (2009) Cerebral oxygen desaturation predicts cognitive decline and longer hospital stay after cardiac surgery. Ann Thorac Surg 87:36–45

130. Fudickar A, Peters S, Stapelfeldt C et al (2011) Postoperative cognitive deficit after cardiopulmonary bypass with preserved cerebral oxygenation: a prospective observational pilot study. BMC Anesthesiol 11:7

131. de Tournay-Jette E, Dupuis G, Bherer L et al (2011) The relationship between cerebral oxygen saturation changes and postoperative cognitive dysfunction in elderly patients after coronary artery bypass graft surgery. J Cardiothorac Vasc Anesth 25:95–104

132. Mohandas BS, Jagadeesh AM, Vikram SB (2013) Impact of monitoring cerebral oxygen saturation on the outcome of patients undergoing open heart surgery. Ann Card Anaesth 16:102–106

第 6 章

非心脏手术术后认知功能障碍的临床现状

Tatsuo Horiuchi, Tomonori Takazawa, Shigeru Saito

摘 要

非心脏手术术后认知功能障碍(POCD)的发生率比心脏手术低。然而,非心脏手术后的 POCD 也已成为一个重要的围术期临床问题,特别是对于老年手术患者。事实上,已经证明 POCD 与死亡率增加有关。POCD 常常以患者主诉记忆力下降作为初始症状,但是大多数患者对 POCD 一无所知,他们并没有意识到这些症状可能是由手术引起的。为了检测出 POCD,还需要进行一些神经心理学测试。此外,医生们必须意识到,一些患者的认知功能(如记忆力、注意力和信息处理能力等)受到了广泛损害。目前,POCD 的相关危险因素已经基本明确,但还没有针对 POCD 的既定治疗方案。因此, 麻醉科医生和外科医生应充分了解 POCD 的危险因素和临床表现,以便能够在术前评估患者发生 POCD 的风险并提供相应的预防措施。

关键词 术后认知功能障碍;非心脏手术;轻度认知损害

6.1 引言

POCD 通常被描述为患者术后的认知功能比术前下降的状态。这种认知功能的降低常常是轻微的,可能不会被临床医生察觉[1]。POCD 对认知领域的影响是广泛的,如注意力、记忆力、执行能力和信息处理速度等[2]。1955 年,Bedford 首次报道了 POCD[3],此后许多研究主要探讨的是心脏手术后的 POCD。然而, 非心脏手术后的 POCD 在最近也

T. Horiuchi • T. Takazawa (✉) • S. Saito
Department of Anesthesiology, Gunma University Graduate School of Medicine,
3-39-22 Showa-Machi, Maebashi, Gunma 371-8511, Japan
e-mail: takazawt@gunma-u.ac.jp

引起了关注[4-8]。POCD 越来越成为人们关注的焦点,其原因在于:研究发现,在出院时和术后 3 个月均患有 POCD 的患者在术后一年内更可能死亡,这表明 POCD 与死亡率增加有关[5];此外,POCD 患者的劳动能力下降,对社会保障的依赖性增加[9]。这些证据提示,POCD 不仅影响患者本人,也会影响他们的亲人和同事。因此,防治 POCD 已成为一个重要的公共卫生问题。本章主要探讨了非心脏手术后 POCD 的临床现状。此外,我们还讨论了 POCD 的流行病学、鉴别诊断、可能的发病机制、危险因素以及筛选工具。

6.2   非心脏手术后 POCD 的流行病学

迄今为止,人们已经对非心脏手术后的 POCD 进行了大量研究[4,5,8,10-13]。此前,对于 POCD 的识别一直存在几个问题。例如,关于 POCD 的定义和检测所需的测试方法,没有达成共识。20 世纪 90 年代中期,研究人员开始将 POCD 定义为在一套敏感的神经心理学测试中术后至少有 2 个或 3 个测试成绩下降[14]。关于非心脏手术后 POCD 的研究越来越多,但报道的术后 3 个月 POCD 的发生率从 8%[8]到 53%[11]不等。这种差异可能是由于确定患者临床特征的方法学差异以及用于检测 POCD 的神经心理学测试的时机和类型不同造成的。总体而言,目前认为非心脏手术后 POCD 的发生率比心脏手术低。

6.3   POCD 的临床表现

POCD 最明显的主观症状是记忆力减退和智力下降[2,15-17]。POCD 本身并不危及生命,而且认知表现的细微差别非常难以测量[18]。因此,麻醉科医生和(或)外科医生可能没有意识到患者出现了 POCD 的症状。另外,在大多数情况下,患者对 POCD 一无所知,即使意识到自己在术后出现了认知能力下降,也不会把它与手术联系起来。

认知功能包括感知、语言处理、注意力和记忆力,以及抽象思维等,对日常生活至关重要。它对日常工作影响广泛,从驾驶、烹饪到复杂的社会交往[17]。POCD 通常以患者主诉记忆力下降为初始症状。这种症状在术后早期通常表现不明显,在很多情况下直到患者本人、家庭成员或同事注意到患者在家中或工作中进行正常活动有困难时才会被发现[19]。患者通常将这些功能障碍描述为记忆丧失、注意力不集中、执行能力迟缓和抽象思维减退等[17]。

为客观检测 POCD,通常将认知功能分为三个领域,即记忆力、注意力和信息处理能力(表 6.1)。过去的研究表明,术后患者的记忆功能,特别是视觉和语言回忆能力,受到影响的比例最高[6,20]。此外,语言和视觉空间处理能力下降的比例也相对较大,有多达 15% 的术后患者相关表现下降[14]。相比之下,患者出现注意力障碍的比例较小。而在一些测试和研究中也已一致证明,患者的注意力受到了损害。此外,患者术后经常会提到注意力不集中的问题[21-23]。因此,有人可能会认为,患者术后在认知方面的主诉与 POCD 的

表 6.1　认知领域和可用于检测 POCD 的神经心理学测试		
	认知领域	测试
记忆力	工作记忆	数字广度
	长期记忆的编码和检索	语言、视觉回忆与识别
注意力	思维灵活性	连线测试
	选择性注意力	Stroop 测试
	一般注意力	ECO 注意力测试,韦氏记忆量表修订版(WMS-R)
信息处理	信息处理	替换测试
	语言处理	
	视觉空间处理	

客观检测结果不太相关[14]。如果这一假设成立,研究人员将不得不重新考虑检测 POCD 的方法。

6.4　POCD 的鉴别诊断(表 6.2)

手术后的脑功能障碍分为 POCD、术后谵妄(POD)和脑卒中(脑梗死)[18,24]。在大多数情况下, 脑卒中可以通过影像学检查来诊断, 如计算机断层扫描 (CT) 和磁共振成像 (MRI)。但是用这些成像技术很难诊断 POCD 和 POD。此外,POD 和 POCD 常被报道为术后认知功能损害连续过程的一部分[2]。因此,了解 POD 的流行病学特点和临床表现是区分 POD 和 POCD 的必要条件。POD 的关键特征是精神状态的改变,表现为环境意识减弱和注意力紊乱。同时可能伴有其他更严重的症状,例如感知障碍(幻觉)或认知功能改变,包括定向障碍或短时记忆功能障碍。患者可表现出行为抑制、亢进,或者混合性的精神运动障碍[25]。外科手术后 POD 的发生率高达 56%,老年和骨科手术患者发生 POD 的风险更高[26]。虽然 POD 可能对肌体产生不良的影响,但相比其他类型的谵妄,POD 患

表 6.2　术后脑功能障碍的鉴别诊断			
	症状	诊断方法	预后
POCD	认知紊乱(注意力、记忆力、执行力以及信息处理速度)	比较术前和术后多个神经心理学测试结果	大多数患者能恢复
POD	幻觉,认知功能和注意力下降以及不恰当行为	谵妄量表(Nu-DESC、NEECHAM、CAM-ICU 等)	通常对治疗有反应
脑卒中	意识障碍、瘫痪、失语、失认症等多种症状	大脑成像技术(CT、MRI、MRA)	不同(取决于严重程度)

者更有可能完全恢复[27]。如上所述,POD 和 POCD 在很多情况下表现出类似的症状。然而用于谵妄的诊断工具比 POCD 的诊断工具要成熟得多。如果临床医生意识到患者术后可能出现了谵妄,就不难诊断出 POD。

6.5 非心脏手术后 POCD 的发病机制

许多研究已经证实,术后认知功能障碍与炎症反应有关[19,28,29]。实际上,术后患者脑脊液中的促炎细胞因子(如 IL-6)表达增加[30,31]。有基础研究证明,手术可引起肌体产生固有免疫应答,触发 IL-1β 介导的海马区炎症过程,造成记忆损害[32,33]。最近有研究表明,星形胶质细胞和小胶质细胞在术后认知功能损害中具有一定作用[34,35]。例如,老年大鼠术后不久即出现严重的记忆缺陷和学习障碍,伴随着海马区小胶质细胞活化以及小胶质细胞中 TLR4 的表达上调 [35]。虽然目前已经提出了一些可能涉及 POCD 发生的假设,但 POCD 的发病机制仍需进一步研究。

如上所述,POCD 患者的认知功能损害范围很广。研究表明,可能参与 POCD 的脑区包括前额叶、额叶、颞叶、枕叶、海马区、岛叶、扣带回、丘脑和小脑。即使是一个认知领域的认知功能,通常也需要几个脑区的协同激活。换句话说,某个特定的脑区出现障碍也会影响多个领域的认知功能[14]。海马区对炎症介质的变化似乎特别敏感[36]。因此,目前的基础研究主要集中于探讨炎症反应在手术诱发的海马功能障碍中的作用[32,33,37,38]。尽管海马区在长期记忆中起着重要作用,但对其他认知功能(包括注意力和信息处理能力)的影响似乎不大[14]。因此,不仅仅是海马区域,手术后各脑区的功能变化,均需要更加深入的研究。

6.6 POCD 的危险因素和筛查工具

POCD 的危险因素包括年龄增长、麻醉时间延长、受教育水平低、二次手术、术后感染和呼吸系统并发症等[4]。此外,术前有轻度认知损害(MCI)、代谢综合征[6]、输血[40]或者小海马[7]的患者,术后认知功能受损可能更严重[39]。这些危险因素可分为两类:术前大脑功能减退和围术期发生影响认知功能的突发事件。术前访视可能筛查出 POCD 的高危患者,特别是在术前对大脑功能减退的患者进行筛查,可能是避免其术后发生 POCD 的好办法。下面我们将讨论如何识别已存在的轻度认知损害(也称 MCI)。

MCI 是指患者出现一个或多个认知领域的功能损害,其损害程度超过了衰老对认知功能的预期影响,但还未影响到他们的日常生活能力。据报道,在 65 岁以上的人群中,MCI 的发病率为 23.5%[41]。考虑到人口老龄化的趋势,预计未来 MCI 患者的数量将会进一步增加。简易精神状态检查量表 (MMSE) 可以评估患者的认知功能,已应用于 POCD 的临床研究[42-46]。然而,MMSE 不被推荐作为紧急注意力缺陷(AD)的筛查或诊断工具(例如,MCI)[47]。相比之下,蒙特利尔认知评估量表(MoCA)是一种简便的认知筛查工具,用于检测 MCI 的敏感性和特异性均较高。因此,目前对 MMSE 评分在正常范围内的患者仍推荐进行 MoCA 检测[48]。MoCA 检测所需的时间与 MMSE 大致相同。虽然过去对 POCD 的研究都没有使用过 MoCA,但医生们应该考虑在术前使用 MoCA 而不是 MMSE 来检测 MCI。另一个有前途的筛查工具是迷你认知测试[49],虽然它不是专门为 POCD 设计的。美国外科医生学会国家外科质量改善计划和美国老年医学会已经发布了老年外科患者最佳术前评估指南[50]。指南建议,对于没有已知的认知障碍或老年痴呆症的患者,应仔细询问病史,并利用迷你认知测试等工具对认知功能进行评估[50]。迷你认知测试的优点在于它相对比较简单,而且相比 MMSE 和 MoCA 检测所需要的时间更短(3~5 分钟)。不过,由于测试所需的成本问题,这些检测量表无法用于所有患者。因此,识别 POCD 的危险因素非常重要,借此我们可以发现 POCD 的高危患者并采取有效的预防措施。

6.7　小结

未来随着老年人口的增长,POCD 的发病率也会逐步增加。因此,麻醉科医生和外科医生应该意识到术后患者发生 POCD 的可能性。此外,了解 POCD 的临床表现及识别 POCD 的高危因素也很重要。目前这一领域的工作仍处于起步阶段,我们期待今后在建立 POCD 筛查工具以及 POCD 的预防和治疗方面取得进展。

致谢:本章由日本科学促进会提供资金支持(Grant-in-aid for Scientific Research, 15K10533)。

(陈燕桦　周丽芳　译　张旭　校)

参考文献

1. Shoair OA, Grasso Ii MP, Lahaye LA, Daniel R, Biddle CJ, Slattum PW (2015) Incidence and risk factors for postoperative cognitive dysfunction in older adults undergoing major noncardiac surgery: a prospective study. J Anaesthesiol Clin Pharmacol 31(1):30–36. doi:10.4103/0970-9185.150530
2. Krenk L, Rasmussen LS, Kehlet H (2010) New insights into the pathophysiology of postoperative cognitive dysfunction. Acta Anaesthesiol Scand 54(8):951–956. doi:10.1111/j.1399-6576.2010.02268.x
3. Bedford PD (1955) Adverse cerebral effects of anaesthesia on old people. Lancet 269(6884):259–263
4. Moller JT, Cluitmans P, Rasmussen LS, Houx P, Rasmussen H, Canet J, Rabbitt P, Jolles J, Larsen K, Hanning CD, Langeron O, Johnson T, Lauven PM, Kristensen PA, Biedler A, van Beem H, Fraidakis O, Silverstein JH, Beneken JEW, Gravenstein JS (1998) Long-term postoperative cognitive dysfunction in the elderly: ISPOCD1 study. Lancet 351(9106):857–861. doi:10.1016/s0140-6736(97)07382-0
5. Monk TG, Weldon BC, Garvan CW, Dede DE, van der Aa MT, Heilman KM, Gravenstein JS (2008) Predictors of cognitive dysfunction after major noncardiac surgery. Anesthesiology 108(1):18–30. doi:10.1097/01.anes.0000296071.19434.1e
6. Hudetz JA, Patterson KM, Amole O, Riley AV, Pagel PS (2011) Postoperative cognitive dysfunction after noncardiac surgery: effects of metabolic syndrome. J Anesth 25(3):337–344.

doi:10.1007/s00540-011-1137-0

7. Chen MH, Liao Y, Rong PF, Hu R, Lin GX, Ouyang W (2013) Hippocampal volume reduction in elderly patients at risk for postoperative cognitive dysfunction. J Anesth 27(4):487–492. doi:10.1007/s00540-012-1548-6

8. Krenk L, Kehlet H, Baek Hansen T, Solgaard S, Soballe K, Rasmussen LS (2014) Cognitive dysfunction after fast-track hip and knee replacement. Anesth Analg 118(5):1034–1040. doi:10.1213/ane.0000000000000194

9. Steinmetz J, Christensen KB, Lund T, Lohse N, Rasmussen LS (2009) Long-term consequences of postoperative cognitive dysfunction. Anesthesiology 110(3):548–555. doi:10.1097/ALN.0b013e318195b569

10. Williams-Russo P, Sharrock NE, Mattis S, Szatrowski TP, Charlson ME (1995) Cognitive effects after epidural vs general anesthesia in older adults. A randomized trial. JAMA 274(1):44–50

11. Iohom G, Szarvas S, Larney V, O'Brien J, Buckley E, Butler M, Shorten G (2004) Perioperative plasma concentrations of stable nitric oxide products are predictive of cognitive dysfunction after laparoscopic cholecystectomy. Anesth Analg 99(4):1245–1252 . doi:10.1213/01.ane.0000132971.00206.4atable of contents

12. Ancelin ML, de Roquefeuil G, Ledesert B, Bonnel F, Cheminal JC, Ritchie K (2001) Exposure to anaesthetic agents, cognitive functioning and depressive symptomatology in the elderly. Br J Psychiatry 178:360–366

13. Moller JT (1997) Cerebral dysfunction after anaesthesia. Acta Anaesthesiol Scand Suppl 110:13–16

14. Hovens IB, Schoemaker RG, van der Zee EA, Heineman E, Izaks GJ, van Leeuwen BL (2012) Thinking through postoperative cognitive dysfunction: how to bridge the gap between clinical and pre-clinical perspectives. Brain Behav Immun 26(7):1169–1179. doi:10.1016/j.bbi.2012.06.004

15. Rasmussen LS (2006) Postoperative cognitive dysfunction: incidence and prevention. Best Pract Res Clin Anaesthesiol 20(2):315–330

16. Dijkstra JB, Houx PJ, Jolles J (1999) Cognition after major surgery in the elderly: test performance and complaints. Br J Anaesth 82(6):867–874

17. Sauer AM, Kalkman C, van Dijk D (2009) Postoperative cognitive decline. J Anesth 23(2):256–259. doi:10.1007/s00540-009-0744-5

18. Saito S (2013) Studies on postoperative neurological complications, particularly cognitive dysfunction. J Anesth 27(5):647–649. doi:10.1007/s00540-013-1674-9

19. Wang W, Wang Y, Wu H, Lei L, Xu S, Shen X, Guo X, Shen R, Xia X, Liu Y, Wang F (2014) Postoperative cognitive dysfunction: current developments in mechanism and prevention. Med Sci Monit 20:1908–1912. doi:10.12659/MSM.892485

20. Price CC, Garvan CW, Monk TG (2008) Type and severity of cognitive decline in older adults after noncardiac surgery. Anesthesiology 108(1):8–17. doi:10.1097/01.anes.0000296072.02527.18

21. Debess J, Riis JO, Pedersen L, Ewertz M (2009) Cognitive function and quality of life after surgery for early breast cancer in North Jutland, Denmark. Acta Oncol 48(4):532–540. doi:10.1080/02841860802600755

22. Dijkstra JB, Jolles J (2002) Postoperative cognitive dysfunction versus complaints: a discrepancy in long-term findings. Neuropsychol Rev 12(1):1–14

23. Jones MJ, Piggott SE, Vaughan RS, Bayer AJ, Newcombe RG, Twining TC, Pathy J, Rosen M (1990) Cognitive and functional competence after anaesthesia in patients aged over 60: controlled trial of general and regional anaesthesia for elective hip or knee replacement. BMJ 300(6741):1683–1687

24. Uchino H, Nagashima F, Nishiyama R, Ishida Y, Saiki I, Yara M, Hara N (2014) Pathophysiology and mechanisms of postoperative cognitive dysfunction. Masui 63(11):1202–1210

25. Deiner S, Silverstein JH (2009) Postoperative delirium and cognitive dysfunction. Br J Anaesth 103(Suppl. 1):i41–i46. doi:10.1093/bja/aep291

26. Bilotta F, Doronzio A, Stazi E, Titi L, Zeppa IO, Cianchi A, Rosa G, Paoloni FP, Bergese S, Asouhidou I, Ioannou P, Abramowicz AE, Spinelli A, Delphin E, Ayrian E, Zelman V, Lumb P (2011) Early postoperative cognitive dysfunction and postoperative delirium after anaesthesia with various hypnotics: study protocol for a randomised controlled trial—the PINOCCHIO trial. Trials 12:170. doi:10.1186/1745-6215-12-170

27. Brauer C, Morrison RS, Silberzweig SB, Siu AL (2000) The cause of delirium in patients with hip fracture. Arch Intern Med 160(12):1856–1860

28. van Harten AE, Scheeren TW, Absalom AR (2012) A review of postoperative cognitive dysfunction and neuroinflammation associated with cardiac surgery and anaesthesia. Anaesthesia 67(3):280–293. doi:10.1111/j.1365-2044.2011.07008.x

29. Riedel B, Browne K, Silbert B (2014) Cerebral protection: inflammation, endothelial dysfunction, and postoperative cognitive dysfunction. Curr Opin Anaesthesiol 27(1):89–97. doi:10.1097/aco.0000000000000032

30. Tang JX, Baranov D, Hammond M, Shaw LM, Eckenhoff MF, Eckenhoff RG (2011) Human Alzheimer and inflammation biomarkers after anesthesia and surgery. Anesthesiology 115(4):727–732. doi:10.1097/ALN.0b013e31822e9306

31. Buvanendran A, Kroin JS, Berger RA, Hallab NJ, Saha C, Negrescu C, Moric M, Caicedo MS, Tuman KJ (2006) Upregulation of prostaglandin E2 and interleukins in the central nervous system and peripheral tissue during and after surgery in humans. Anesthesiology 104(3):403–410

32. Cibelli M, Fidalgo AR, Terrando N, Ma D, Monaco C, Feldmann M, Takata M, Lever IJ, Nanchahal J, Fanselow MS, Maze M (2010) Role of interleukin-1beta in postoperative cognitive dysfunction. Ann Neurol 68(3):360–368. doi:10.1002/ana.22082

33. Wan Y, Xu J, Ma D, Zeng Y, Cibelli M, Maze M (2007) Postoperative impairment of cognitive function in rats: a possible role for cytokine-mediated inflammation in the hippocampus. Anesthesiology 106(3):436–443

34. Jin WJ, Feng SW, Feng Z, Lu SM, Qi T, Qian YN (2014) Minocycline improves postoperative cognitive impairment in aged mice by inhibiting astrocytic activation. Neuroreport 25(1):1–6. doi:10.1097/wnr.0000000000000082

35. Wang Y, He H, Li D, Zhu W, Duan K, Le Y, Liao Y, Ou Y (2013) The role of the TLR4 signaling pathway in cognitive deficits following surgery in aged rats. Mol Med Rep 7(4):1137–1142. doi:10.3892/mmr.2013.1322

36. Yirmiya R, Goshen I (2011) Immune modulation of learning, memory, neural plasticity and neurogenesis. Brain Behav Immun 25(2):181–213. doi:10.1016/j.bbi.2010.10.015

37. Terrando N, Rei Fidalgo A, Vizcaychipi M, Cibelli M, Ma D, Monaco C, Feldmann M, Maze M (2010) The impact of IL-1 modulation on the development of lipopolysaccharide-induced cognitive dysfunction. Crit Care 14(3):R88. doi:10.1186/cc9019

38. Rosczyk HA, Sparkman NL, Johnson RW (2008) Neuroinflammation and cognitive function in aged mice following minor surgery. Exp Gerontol 43(9):840–846. doi:10.1016/j.exger.2008.06.004

39. Bekker A, Lee C, de Santi S, Pirraglia E, Zaslavsky A, Farber S, Haile M, de Leon MJ (2010) Does mild cognitive impairment increase the risk of developing postoperative cognitive dysfunction? Am J Surg 199(6):782–788. doi:10.1016/j.amjsurg.2009.07.042

40. Zhu SH, Ji MH, Gao DP, Li WY, Yang JJ (2014) Association between perioperative blood transfusion and early postoperative cognitive dysfunction in aged patients following total hip replacement surgery. Ups J Med Sci 119(3):262–267. doi:10.3109/03009734.2013.873502

41. Wada-Isoe K, Uemura Y, Nakashita S, Yamawaki M, Tanaka K, Yamamoto M, Shimokata H, Nakashima K (2012) Prevalence of dementia and mild cognitive impairment in the Rural Island Town of Ama-cho, Japan. Dement Geriatr Cogn Dis Extra 2:190–199. doi:10.1159/000338244

42. Tachibana S, Hayase T, Osuda M, Kazuma S, Yamakage M (2015) Recovery of postoperative cognitive function in elderly patients after a long duration of desflurane anesthesia: a pilot study. J Anesth. doi:10.1007/s00540-015-1979-y

43. Tian Y, Zhao P, Li L, Guo Y, Wang C, Jiang Q (2014) Pre-emptive parecoxib and post-operative cognitive function in elderly patients. Int Psychogeriatr:1–8. doi:10.1017/s1041610214001951

44. Ji MH, Shen JC, Gao R, Liu XY, Yuan HM, Dong L, Wu J, Feng SW, Li WY, Yang JJ (2013) Early postoperative cognitive dysfunction is associated with higher cortisol levels in aged patients following hip fracture surgery. J Anesth 27(6):942–944. doi:10.1007/s00540-013-1633-5

45. Papadopoulos G, Karanikolas M, Liarmakopoulou A, Papathanakos G, Korre M, Beris A (2012) Cerebral oximetry and cognitive dysfunction in elderly patients undergoing surgery for hip fractures: a prospective observational study. Open Orthop J 6:400–405. doi:10.2174/1874325001206010400

46. Shu AH, Wang Q, Chen XB (2015) Effect of different depths of anesthesia on postoperative cognitive function in laparoscopic patients: a randomized clinical trial. Curr Med Res Opin 31(10):1883–1887. doi:10.1185/03007995.2015.1075968

47. Tierney MC, Szalai JP, Dunn E, Geslani D, McDowell I (2000) Prediction of probable

Alzheimer disease in patients with symptoms suggestive of memory impairment. Value of the mini-mental state examination. Arch Fam Med 9(6):527–532

48. Nasreddine ZS, Phillips NA, Bedirian V, Charbonneau S, Whitehead V, Collin I, Cummings JL, Chertkow H (2005) The Montreal Cognitive Assessment, MoCA: a brief screening tool for mild cognitive impairment. J Am Geriatr Soc 53(4):695–699. doi:10.1111/j.1532-5415.2005.53221.x

49. Borson S, Scanlan J, Brush M, Vitaliano P, Dokmak A (2000) The mini-cog: a cognitive 'vital signs' measure for dementia screening in multi-lingual elderly. Int J Geriatr Psychiatry 15(11):1021–1027

50. Chow WB, Rosenthal RA, Merkow RP, Ko CY, Esnaola NF, American College of Surgeons National Surgical Quality Improvement Program, American Geriatrics Society (2012) Optimal preoperative assessment of the geriatric surgical patient: a best practices guideline from the American College of Surgeons National Surgical Quality Improvement Program and the American Geriatrics Society. J Am Coll Surg 215(4):453–466. doi:10.1016/j.jamcollsurg.2012.06.017

第7章

术后谵妄和术后认知功能障碍的诊断

Shigehito Sawamura

摘 要

术后谵妄(POD)是谵妄的一个亚型,多见于老年患者术后。谵妄被定义为一种急性、波动性的注意力与意识紊乱。为了能够早期诊断和治疗 POD,运用诊断工具常规对高风险的术后患者进行评估是非常重要的。常用的评估工具有意识模糊评估量表(CAM)、ICU 意识模糊评估量表(CAM-ICU)及重症监护谵妄筛查量表(ICDSC)。POD 的鉴别诊断包括痴呆、苏醒期躁动和术后认知功能障碍(POCD)。POCD 是指与术前相比,术后认知功能下降,需由训练有素的检查者对患者进行一系列的神经心理学测试来判定。但是,目前还没有就测试的选择、术后检测的时机以及测试分数下降的诊断定义等问题达成共识。POD 和 POCD 可导致不良后果,识别其危险因素对于预防和早期治疗这些术后并发症非常重要。

关键词 谵妄;术后谵妄;术后认知功能障碍;意识模糊评估量表(CAM);ICU 意识模糊评估量表(CAM-ICU)

7.1 术后谵妄(POD)

POD 是谵妄的一个亚型,多见于老年患者术后。理解谵妄本身的定义与诊断对 POD 的诊断至关重要。除了麻醉与手术外,还有许多因素可引起谵妄,如身体状况、中毒与戒断、药物以及其他已知或未知的病因。

S. Sawamura, M.D., Ph.D. (✉)
Department of Anesthesia, Teikyo University School of Medicine,
2-11-1 Kaga, Itabashi-ku, Tokyo 173-8605, Japan
e-mail: sawamura@med.teikyo-u.ac.jp

7.1.1　谵妄的定义

在第 5 版《精神疾病诊断与统计手册》(DSM–5)中,谵妄被列为一种典型的神经认知功能紊乱[1],并以此作为诊断谵妄的金标准。在 DSM–5 中,谵妄被定义为急性、波动性的注意力下降(如注意力的定向、集中、维持和转换能力下降)和意识紊乱(对环境的定位能力下降),此外还伴有记忆力减退或定向障碍等认知功能紊乱。并且,这些紊乱不能被术前存在的、已确定的或进展中的神经认知障碍进行合理解释(详见附录 1)。

7.1.2　谵妄的诊断

谵妄常见的临床表现如表 7.1 所示,包括觉醒水平的剧烈波动性变化、突然发生的注意力和认知功能紊乱、情绪改变(如易怒、哭泣)、偏执的想法、妄想或幻觉、运动减少或坐立不安以及睡眠障碍等。

谵妄的诊断需结合现病史、既往史、实验室和放射学检查结果,根据多个诊断量表进行综合评估。最常用的谵妄诊断工具是意识模糊评估量表(CAM)[3]和 ICU 意识模糊评估量表(CAM-ICU)[4,5]。CAM-ICU 是根据 CAM 修改而来的,用于那些因气管插管不能说话的 ICU 患者。谵妄的诊断标准见附录 2[5]。简而言之,如果患者有下列情形,即可诊断为谵妄:①精神状态的急性或波动性改变;②注意力不集中;③或有意识改变;④或伴有

表 7.1　谵妄的临床表现

急性发作,病程波动,有以下症状

1.注意力和意识紊乱

难以完成对话和遵循指令

不能切换话题

对环境的反应或活动减少

嗜睡、觉醒减少或觉醒增加伴过度警觉

2.认知障碍

记忆力下降、定向障碍(时间和地点)

注意力难以集中

说话、回忆、阅读或写作困难

言语理解困难

3.情绪和行为变化

思维紊乱、幻觉、妄想

不安、激动、易怒、焦虑、抑郁

睡眠障碍、睡眠/觉醒周期紊乱

运动迟缓或运动减少

维持姿势困难

思维紊乱。在临床实践中,一般首先用 Richmond 躁动-镇静评分量表(RASS,附录 3)[6]或其他有效的镇静评分量表来评估意识水平。如果患者没有昏迷或昏睡(如 RASS 评分-3~+4),则评估进行到第二步:CAM 或 CAM-ICU。附录 4 中的 CAM-ICU 流程图实例清晰地展示了其诊断流程[7]。

重症监护谵妄筛查量表(ICDSC)是另一个广泛使用的谵妄诊断工具[8]。共 8 个问题,每个问题按有或无计 1 或 0 分:①意识水平改变;②注意力不集中;③定向障碍;④幻觉、妄想或精神错乱;⑤精神运动性焦虑或嗜睡;⑥不恰当的言语或情绪;⑦睡眠/清醒周期紊乱;⑧症状起伏波动。如果总分≥4 分,即可诊断为谵妄(附录 5)。ICDSC 对医生和护士来说简单易用,但其特异性相对较低(64%),易产生假阳性[8]。

使用 CAM(CAM-ICU)或 ICDSC 能让 ICU 医生和护士像精神病评估专家一样既简单又准确地诊断谵妄,尽管早期痴呆、精神病和焦虑/抑郁症有时会使谵妄的诊断变得困难。

谵妄有 3 种类型,包括兴奋型(1.6%)、抑制型(43.5%)和混合型(54.9%)[9]。单纯的兴奋型谵妄非常少见,抑制型谵妄的预后一般是最差的。

除非使用一些筛查工具,否则重症监护医生和 ICU 护士很容易忽略谵妄(医生和护士的敏感度分别为 28%和 35%)[10]。虽然 CAM 和 CAM-ICU 用于诊断谵妄非常有效[11],但我们不能通过这些量表评估谵妄的严重程度。此外,这两种检测方法的敏感性均较低[11],可能导致假阴性,发病率被低估。因此,我们不应该单纯依靠这些筛查工具,而是要结合 DSM-5 或其他谵妄诊断标准进行临床判断。

7.1.3　POD 的诊断

POD 患者最初从麻醉中醒来时常常没有任何问题,但经过一段清醒期的间隔,通常在术后 1~3 天出现精神错乱。这些患者不像其他类型的谵妄,通常能完全恢复。诊断 POD 需排除器质性或其他可鉴别的手术以外的原因。

由于 POD 可增加患者死亡率、延长住院时间、降低生活自理能力和增加社会救助率,识别 POD 患者并尽早开始适当的治疗是非常重要的[12]。使用 CAM-ICU 等筛查工具常规(每日或每次护理交班时)评估 POD 高危风险的术后患者,有助于诊断并尽早启动 POD 患者的治疗。建议参与术后护理的医护人员接受相关培训,以识别和记录 POD(包括抑制型 POD)的症状和体征[12]。

7.1.4　POD 的鉴别诊断

临床上,POD 应与痴呆、苏醒期躁动、术后认知功能障碍(POCD)相鉴别。

痴呆以认知功能慢性和渐进性紊乱为特征,通常存在完整的意识直到最后阶段。这些与 POD 的急性和波动性特征形成鲜明对比,并且 POD 通常伴有意识水平的改变。另外与 POD 相反,痴呆一般是不可逆的。然而,痴呆和 POD 往往在临床病例中同时出现。

苏醒期躁动被描述为全身麻醉后短时间内发生的混乱和激惹状态,通常持续 15~30 分钟。它主要发生在 5 岁以下的儿童患者,青壮年(<40 岁)和老年患者(> 64 岁)也易受影响[12]。

POD 也应与术后认知功能障碍(POCD)相鉴别[13],尽管它们在临床上常重叠发生。POCD 被定义为术后认知功能下降,因而术前与术后的认知功能测试是诊断 POCD 必不可少的。和 POD 相比,POCD 不一定伴有急性或波动性的精神状态改变。POD 与 POCD 的区别见表 7.2。

7.1.5　POD 的危险因素

了解 POD 的危险因素有助于预见和诊断 POD 的发生。术前识别 POD 的危险因素并做出相应处理是预防和治疗 POD 的第一步。POD 的危险因素包括高龄、术前认知障碍、严重疾病、听觉或视觉障碍、感染、酗酒、疼痛和睡眠障碍(表 7.3)[2,14]。

7.2　术后认知功能障碍(POCD)

老年患者常常在术后经历持续数周至数月的认知功能下降。POCD 是指与手术相关的暂时性认知功能恶化。尽管患者的主诉或家庭成员的观察有时能提供有用的信息,但是认知功能仍需要使用一系列的神经心理学测试来进行评估。

最初,人们主要关注的是心脏手术后的 POCD。但据目前的研究所知,POCD 不仅发生于体外循环下心脏手术后,也发生于非体外循环下心脏手术后,甚至非心脏手术后也会发生[15]。POCD 可降低患者生活质量、增加术后死亡率[16],所以 POCD 的诊断非常重要。

7.2.1　POCD 的临床症状

与 POD 急性和有时明显的发作相反,POCD 通常表现为认知功能的细微下降,包括

表 7.2　POD 与 POCD 的区别

	POD	POCD
病理生理	注意力与意识紊乱	认知功能下降
诊断工具	CAM、CAM-ICU、ICDSC 等	一系列的神经认知功能测试
起病/过程	急性/波动性	隐匿/平稳
症状	相对明显(抑制型不明显)	不明显,常需认知功能检测证实
持续时间	数天到数周,能完全缓解	数周到数月(有时永远持续)
危险因素	年龄、危重症、早期痴呆、感染、脱水、视听障碍、疼痛、约束	年龄、早期痴呆、炎症
治疗	可能有效(药物和非药物)	目前未知
预防	多重干预可能有效	目前未知

表 7.3　POD 的危险因素
年龄 > 65 岁
术前认知功能障碍
严重疾病
既往有谵妄病史
听觉或视觉障碍
合并感染
镇痛不足
固定体位或活动受限
抑郁、酗酒、睡眠障碍
多重用药和使用精神药物(苯二氮䓬类药物、抗胆碱能药物、抗组胺药物、抗精神病药物)
肾功能不全
贫血、营养不良、电解质异常和内环境紊乱
留置导尿管
大血管或主动脉手术
并存髋部骨折
ICU 患者

记忆力、注意力、专注度、感知、言语功能、学习能力和社会活动。认知功能的下降往往只能通过比较术前和术后的神经心理学测试评分来发现。因此,主观自我陈述的认知症状不能代替客观的认知评估。

7.2.2　POCD 的诊断

虽然患者主诉或家庭成员观察到的症状有时提示发生了 POCD,但 POCD 的诊断只能通过比较一系列术前和术后神经心理学测试评分来确定。因此,为了正确诊断 POCD,术前就需要对患者进行认知功能测试,但这在临床上很难做到。目前,关于神经心理学测试的最佳选择、术后检测的合适时机和判定"下降"的评分标准均未达成共识。

7.2.3　神经心理学测试

在 POCD 患者中,大脑的多个部位受到不同程度的影响。因此,应选择一套神经心理学测试的有效组合来评估不同的认知领域,这对正确诊断 POCD 非常重要。

不过,目前还没有一套标准化的神经认知测试组合可常规用于 POCD 的诊断,1995年的共识会议主张采用下列 4 项核心测试,详述如下(第 7.2.3.1~7.2.3.3 部分)[17]。

7.2.3.1　言语记忆评估:Rey 听觉言语学习测试

检测者大声朗读第一张列表上的 15 个单词,然后要求受试者以任何顺序重复他或她可以记住的所有单词,该流程反复 5 次。然后换用第 2 张列表(也有 15 个单词),要求受试者重复,流程与之前一样(但只进行 1 次)。紧接着,要求受试者尽可能多的回忆出第 1 张列表中所有的单词。

7.2.3.2　注意力和专注度评估:连线测试 A 与连线测试 B

这些测试包括分布在一张纸上的 25 个圆圈数字或字母(测试 A 为 1~25,测试 B 为 1~13 和 A~L)。参与者被要求尽可能快的按顺序连接圆圈(测试 A 为 1-2-3-4;测试 B 为 1-A-2-B-3-C)。

7.2.3.3　动作技能评估:钉板测试

该测试工具为一个 25 孔的钉板,上有随机排列的钥匙型孔槽,侧边有钥匙钉。要求受试者拿起钉,用单手旋转并将其插入与之匹配的孔,记录将 25 个钉正确插入孔槽中的时间。

7.2.3.4　其他测试

其他常用于诊断 POCD 的测试包括 Stroop 测试(例如,单词 red 用蓝色墨水写出,受试者被要求说出墨水的颜色而不是单词本身颜色),用于短时记忆评估的数字广度测试(受试者能记住多少位数字),以及用于感觉运动和回忆速度评估的纸笔记忆测试。简易精神状态检测(MMSE)仅耗时 5 分钟,被认为适合用于术前鉴别亚临床型痴呆症。但是,MMSE 只是一种初级的筛查工具,可能不够灵敏,无法检测到术后认知功能的细微变化。而且反复检测会产生学习效应,所以 MMSE 不适合用于 POCD 的定量评估。

神经认知测试应由经过培训、有资质的检查员来执行,以减少测量误差。此外,还应评估是否同时伴有焦虑和抑郁,因为这些情况会影响认知表现。最后值得注意的是,很多神经心理学测试并不是被设计用来检测外科手术患者细微的认知损害的。

7.2.4　神经心理学测试结果的评估

大多数既往的 POCD 研究将认知测试中的“阳性下降”定义为“测试分数下降超过 20%”或“相比对照组,测试分数下降超过 1 倍或 2 倍标准差”[18]。最近的研究根据对照组分数变化的均值与标准差计算出患者术后分数变化的 Z 值,并假定 Z 值<-1.96(或-2)为“阳性下降”。因此,设立一个匹配的对照组有助于确定神经心理测试的阳性结果。它消除了测试分数的正常变化、反复测试引起的学习效应以及衰老对患者的影响。不过应该注意的是,所选择的对照组并不总是与手术人群相匹配。

在许多研究中,POCD 被定义为至少有 2 个神经心理学测试结果表现为阳性下降。显然使用单一的神经心理学测试不足以诊断 POCD,但增加测试项目也可能导致新的问题。若将 POCD 认定为至少有 2 项神经心理学测试结果阳性下降,那么,将测试项目由 2

个增加到 7 个时,即便是对照组的 POCD 发病率也可从 3%增加到 41%[19]。因此,增加测试数量可能增加"假阳性",从而高估 POCD 的发生率[20]。

7.2.5　检查的时机

认知功能下降通常在术后短期内最为明显,然后逐渐恢复。它会持续数周或数月,有时甚至终身。据报道,在 60 岁以上的患者中,POCD 在术后 1 周的发生率为 26%~41%,术后 3 个月为 10%~13%[15,21]。因此,要观察 POCD 的病程,在稳定期(也就是术后 3 个月之后),至少需进行 1 次神经心理学测试。关于测试的最佳时机,目前没有严格的共识。但是,可能很难诊断早期的 POCD(术后几天内),因为患者可能伴有谵妄或仍被麻醉药、镇痛药、疼痛或疲劳所影响。

7.2.6　POCD 的危险因素

虽然 POCD 的病因尚不清楚,但识别 POCD 的危险因素将大大有助于预见、发现或预防 POCD 的发生。POCD 的发生率与手术或麻醉的类型无关[22]。既往研究[21]报道的 POCD 的危险因素见表 7.4。在这些危险因素中,患者年龄因素是最常被提及的。

表 7.4　POCD 的危险因素

高龄

术前有轻度的认知功能损害

受教育水平低

有脑梗死病史但无后遗症

酗酒

大手术

术前伴有心、脑或大血管病变

使用多种药物

谵妄

抑郁

附录 1　DSM-5 中关于谵妄的定义[1]

A.注意力紊乱(即注意力定向、集中、维持和转移能力下降)和意识障碍(对环境的定位能力下降)。

B.这种紊乱在短时间内发生(通常数小时到数天),表现为注意力和意识相对于基线水平的急性改变,病程在一天中往往会发生剧烈的波动。

C.伴有认知功能紊乱(例如,记忆缺失、定向障碍、语言或视觉空间能力及感知障碍等)。

D.标准 A 和 C 中出现的功能紊乱不能被先前存在的、已确定的或进展中的神经认知障碍很好地解释,并且未发生在严重的觉醒水平下降的情况下(如昏迷)。

E.有病史、体格检查或实验室结果等证据证明,这种紊乱是由于另一种肌体疾病直接导致的生理后果,如药物中毒或戒断(即由于药物治疗或滥用药物)或接触毒素,或由于多种病因。

经第 5 版《精神疾病诊断与统计手册》许可转载(版权ⓒ2013)。美国精神病学协会,版权所有。

附录 2 ICU 意识模糊评估量表(CAM-ICU)[5]

经许可转载。

特征 1 和特征 2 均为阳性,同时伴有特征 3 或特征 4 即可诊断为谵妄。

特征 1:精神状态急性改变或病程波动。

是否有证据表明,与基线状态相比,精神状态发生了急性改变?

过去 24 小时内,患者的(异常)行为是否发生波动?如,时有时无或者时而加重时而减轻?

信息来源:连续 Glasgow 昏迷评分或镇静评分超过 24 小时,以及患者床边重症护理人员或家人提供的可随时获得的信息。

特征 2:注意力不集中。

患者是否难以集中注意力?

维持和转移注意力的能力有降低吗?

信息来源:注意力筛查,使用图片识别或警惕性 A 随机字母测试(见方法和附录 2 中的注意力筛查说明)。这些测试均不需要口头回答,因此它们非常适合机械通气的患者。

特征 3:思维混乱。

患者的思维是否混乱或不连贯,比如漫无边际或毫不相干的对话,模糊或不合逻辑的想法,或出乎意料地转换话题?

在评估过程中,患者能否回答问题和遵循指令?

1."你有什么不清楚的想法吗?"

2."伸出这几根手指"(检查者在患者面前伸出两根手指)。

3."现在,用另一只手做同样的事情"(不要重复手指的数量)。

特征 4:意识水平的改变。

患者当前的意识水平是除"清醒"以外的任何状态。

清醒—能正常、自主、完全地感知周围环境,并进行适当的互动。

警醒—过度警惕。

嗜睡—昏昏欲睡但容易唤醒,对周围环境部分无感知,不能自主地与检查者适当交流,给予轻微刺激就能完全清醒并适当应答。

昏睡—难以唤醒,对外界部分或完全无感知,不能自主地与检查者交流。当给予强刺激时,可不完全清醒和做出不适当的应答。

昏迷—不能唤醒,对外界完全无意识,对检查者无自主应答,即使用最强刺激,交流也无法进行。

附录 3　RASS 镇静程度评估表[6]

评分	项目	注释
+4	有攻击性	有明显的攻击性或暴力倾向,直接危及工作人员
+3	非常躁动	拉扯或拔除各种管路和插管或具有攻击性
+2	躁动	频繁的无目的动作或与呼吸机抵抗
+1	烦躁不安	焦虑、恐惧但动作不具攻击性
0	清醒且平静	-
-1	嗜睡	不完全清醒,但声音刺激后能够维持清醒状态(有眼神接触>10 秒)
-2	轻度镇静	声音刺激后能维持短暂清醒状态(有眼神接触<10 秒)
-3	中度镇静	对声音刺激有反应(但无眼神接触)
-4	深度镇静	对声音刺激无反应但对躯体刺激有反应
-5	昏迷	对声音及躯体刺激均无反应

流程

1. 观察患者,患者是否清醒且安静(0 分)

   患者是否有与烦躁不安或躁动一致的行为(使用上表列出的标准,+1~+4 分)

2. 如果患者未清醒,大声说出患者的姓名并要求患者睁开眼睛看着检测者,必要时重复 1 次,可提示患者持续看着检测者

   患者睁眼并与检测者有眼神接触,且持续时间>10 秒(-1 分)

   患者睁眼并与检测者有眼神接触,但持续时间<10 秒(-2 分)

   患者对声音刺激有反应,但无眼神接触(-3 分)

3. 如果患者对声音没有反应,可通过摇晃肩膀来刺激患者,如果没反应,可摩擦患者胸骨

   患者对躯体刺激有反应(-4)

   患者对声音或躯体刺激均无反应(-5)

经美国胸科协会批准转载。版权©2015 美国胸科协会。引自:Sessler CN,Gosnell MS,Grap MJ et al (2002)The Richmond Agitation-Sedation Scale:Validity and reliability in adult intensive care unit patients. Am J. Respir Crit Care Med 166(10):1338–44。《美国呼吸和危重症医学杂志》是美国胸科协会的官方刊物。

附录 4　CAM-ICU 诊断谵妄流程示例[7]

经许可转载。

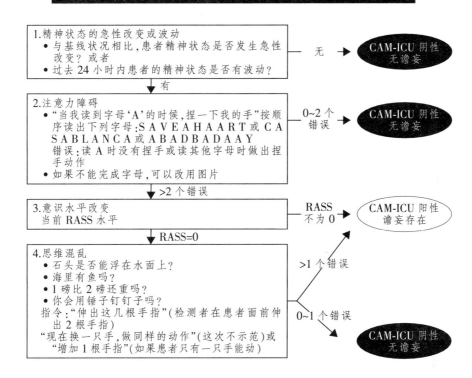

附录 5　ICU 谵妄筛查量表(ICDSC)[8](经 Springer 授权)

共 8 个问题,每个得分为 0 或 1,如果总分≥4,则判定为谵妄。

1.意识水平的改变

　　A)无反应或 B)需强刺激才有反应,意味着意识水平发生严重改变,如果大部分时间患者处于昏迷(A)或昏睡(B)状态,此阶段无须再评估。

　　C)嗜睡或需要轻度或中度刺激才有反应,意味着意识水平发生改变,计 1 分。

　　D)清醒或处于容易唤醒的睡眠状态,意识水平正常,计 0 分。

　　E)过度警觉,意识水平异常的表现,计 1 分。

2.注意力不集中,难以流畅对话或遵从指令,容易被外部刺激分心,难以切换主题。只要有任何 1 项,计 1 分。

3.定向障碍,在识别时间、地点或人物上有任何明显错误,计 1 分。

4.幻觉,妄想或精神病:有幻觉或是幻觉行为(如试图抓住不存在的物体)或妄想等明确的临床表现,测试结果表明有严重的精神损害。有上述任何 1 项,计 1 分。

5.精神运动性兴奋与迟缓:需使用额外的镇静剂或限制,以控制对自身或他人的潜在危险活动(如试图拔出静脉导管、攻击医务人员),有活动过少或明显的精神运动迟缓。有上述任何 1 项,计 1 分。

6.不适当的言语或情绪:讲话不恰当、杂乱无章或语无伦次,情绪表现与事实或情形不相符。有上述任何 1 项,计 1 分。

7.睡眠/苏醒周期紊乱:睡眠少于 4 个小时,或夜间频繁醒来(排除医务人员或嘈杂环境引起的失眠),一天中大部分时间在睡觉。有上述任何 1 项,计 1 分。

8.症状波动:24 小时内上述任意 1 项症状明显波动(如症状从 1 项变为另 1 项),计 1 分。

　　　　　　　　　　　　　　　　　　　　　　　　(肖勇 译　张旭 校)

参考文献

1. American Psychiatric Association (2013) Diagnostic and statistical manual of mental disorders, 5th edn. DSM–5. American Psychiatric Association Publishing, Arlington, VA

2. American Geriatrics Society Expert Panel on Postoperative Delirium in Older Adults (2015) Postoperative delirium in older adults: best practice statement from the American geriatrics society. J Am Coll Surg 220(2):136–148.e1. doi:10.1016/j.jamcollsurg.2014.10.019

3. Inouye SK, van Dyck CH, Alessi CA et al (1990) Clarifying confusion: the confusion assessment method. A new method for detection of delirium. Ann Intern Med 113(12):941–948

4. Ely EW, Inouye SK, Bernard GR et al (2001) Delirium in mechanically ventilated patients: validity and reliability of the confusion assessment method for the intensive care unit (CAM-ICU). JAMA 286(21):2703–2710. doi:10.1001/jama.286.21.2703

5. Ely EW, Margolin R, Francis J et al (2001) Evaluation of delirium in critically ill patients: Validation of the confusion assessment method for the intensive care unit (CAM-ICU). Crit Care Med 29(7):1370–1379

6. Sessler CN, Gosnell MS, Grap MJ et al (2002) The Richmond agitation-sedation scale: validity and reliability in adult intensive care unit patients. Am J Respir Crit Care Med 166(10):1338–1344. doi:10.1164/rrcm.2107138

7. Ely EW, Vanderbilt University (2014) Confusion assessment method for the ICU (CAM-ICU). The complete training manual. Revised edition: March 2014. Available via http://www.icudelirium.org/docs/CAM_ICU_flowsheet.pdf. Accessed 26 Nov 2015

8. Bergeron N, Dubois MJ, Dumont M et al (2001) Intensive care delirium screening checklist: evaluation of a new screening tool. Intensive Care Med 27(5):859–864. doi:10.1007/s001340100909

9. Peterson JF, Pun BT, Dittus RS et al (2006) Delirium and its motoric subtypes: a study of 614 critically ill patients. J Am Geriatr Soc 54(3):479–484. doi:10.1111/j.1532-5415.2005.00621.x

10. Spronk PE, Riekerk B, Hofhuis J et al (2009) Occurrence of delirium is severely underestimated in the ICU during daily care. Intensive Care Med 35(7):1276–1280. doi:10.1007/s00134-009-1466-8

11. Shi Q, Warren L, Saposnik G et al (2013) Confusion assessment method: a systematic review and meta-analysis of diagnostic accuracy. Neuropsychiatr Dis Treat 9:1359–1370. doi:10.2147/NDT.S49520

12. Munk L, Andersen LP, Gögenur I (2013) Emergence delirium. J Perioper Pract 23(11):251–254

13. Krenk L, Rasmussen LS (2011) Postoperative delirium and postoperative cognitive dysfunction in the elderly—what are the differences? Minerva Anestesiol 77(7):742–749

14. Dasgupta M, Dumbrell AC (2006) Preoperative risk assessment for delirium after noncardiac surgery: a systematic review. J Am Geriatr Soc 54(10):1578–1589. doi:10.1111/j1532-5415.2006.00893.x

15. Moller JT, Cluitmans P, Rasmussen LS et al (1998) Long-term postoperative cognitive dysfunction in the elderly ISPOCD1 study. ISPOCD investigators. International study of postoperative cognitive dysfunction. Lancet 351(9106):857–861

16. Steinmetz J, Christensen KB, Lund T et al (2009) Long-term consequences of postoperative cognitive dysfunction. Anesthesiology 110(3):548–555. doi:10.1097/ALN.0b013e318195b569

17. Murkin JM, Newman SP, Stump DA et al (1995) Statement of consensus on assessment of neurobehavioral outcomes after cardiac surgery. Ann Thorac Surg 59(5):1289–1295

18. Rudolph JL, Schreiber KA, Culley DJ et al (2010) Measurement of post-operative cognitive dysfunction after cardiac surgery: a systematic review. Acta Anaesthesiol Scand 54(6):663–677. doi:10.1111/j.1399-6576.2010.02236.x

19. Lewis MS, Maruff P, Silbert BS et al (2006) Detection of postoperative cognitive decline after coronary artery bypass graft surgery is affected by the number of neuropsychological tests in the assessment battery. Ann Thorac Surg 81(6):2097–2104. doi:10.1016/j.athoracsur.2006.01.044

20. Selnes OA, Gottesman RF, Grega MA et al (2012) Cognitive and neurologic outcomes after coronary-artery bypass surgery. N Engl J Med 366(3):250–257. doi:10.1056/NEJMra1100109

21. Monk TG, Weldon BC, Garvan CW et al (2008) Predictors of cognitive dysfunction after major noncardiac surgery. Anesthesiology 108(1):18–30

22. Evered L, Scott DA, Silbert B et al (2011) Postoperative cognitive dysfunction is independent of type of surgery and anesthetic. Anesth Analg 112(5):1179–1185. doi:10.1213/ANE.0b013e318215217e

第 8 章

术后谵妄和术后认知功能障碍的预防与治疗

Mitsuru Ida, Masahiko Kawaguchi

摘 要

术后谵妄(POD)是外科手术后常见的并发症,是一种以意识、注意力和感知障碍为特征的急性、波动性神经功能紊乱。术后认知功能障碍(POCD)是一种轻微、短暂的认知能力下降,常发生于手术后数周或数月。POCD 可能影响特定的认知领域,如言语记忆、视觉记忆、注意力和专注度等,并不一定伴有意识改变。尽管 POD 是一种短暂且可治愈的临床病症,但其可能并发 POCD 并增加术后死亡率。Saczynski 等研究发现,POD 患者在术后 1 周和 1 年更容易发生 POCD,且 POD 持续时间越长,认知功能障碍越严重。及时预防及治疗 POD 可以预防 POCD 的发生。POCD 可影响患者短期和长期预后。术后 1 周发生 POCD 的患者更难重返工作,往往需要接受社会救助,而术后 3 个月仍存在 POCD 的患者死亡率增加。在本章中,我们将介绍 POD 和 POCD,并着重阐述它们的预防和治疗。

关键词 术后谵妄;术后认知功能障碍;药物/非药物治疗

8.1 术后谵妄

8.1.1 发生率

术后谵妄(POD)的总体发生率为 36.8%,其发生率因手术类型而异[1]。例如,接受髋

M. Ida (✉) • M. Kawaguchi
Department of Anesthesiology, Nara Medical University,
840 Shijo-cho, Kashihara, Nara 634-8522, Japan
e-mail: nwnh0131@yahoo.co.jp

骨骨折修复术患者的 POD 发生率为 16%~44%，而接受血管外科手术患者的 POD 发生率为 29%~39%[2]。谵妄分为兴奋型或抑制型，抑制型谵妄更难以辨认。因此，POD 的发生率可能被低估。

8.1.2　预测因素

表 8.1 示出非心脏外科手术患者中 POD 的风险模型[3]。其他危险因素还包括急诊手术[4]、实验室检查异常（钠、钾和葡萄糖）[5]、高血压病史以及较高的急性生理和慢性健康评估 II 评分[6]。

8.1.3　发病机制[7]

POD 的潜在发病机制尚不清楚，目前认为其涉及神经传递、炎症和慢性应激改变。胆碱能和多巴胺能神经递质可能参与其中。炎症细胞因子，如白细胞介素-6、白细胞介素-8 和肿瘤坏死因子 α 可增加血脑屏障通透性，从而导致神经传递的改变。此外，慢性手术应激使皮质醇分泌增多，可能影响 POD 的发生。

8.1.4　麻醉药物

一篇 Meta 分析比较了全身麻醉、局部麻醉以及全身麻醉联合局部麻醉对 POD 的影

表 8.1　谵妄的风险模型[3]	
谵妄的高危易感因素	分值
既往住院有谵妄史	5
痴呆	5
绘制时钟（绘制出 11 时 10 分时钟图）	
小错误	1
严重错误，绘图无法辨认或未进行尝试	2
年龄	
70~85 岁	1
>85 岁	2
听力损害（患者无法听见说话）	1
视力损害（视力 < 40% 正常视力）	1
日常生活活动问题	
需要帮助做家务或做饭	0.5
需要帮助身体护理	0.5
使用海洛因、美沙酮或吗啡	2
每日饮用 4 杯或以上酒精性饮料	2

得分 5 分或 5 分以上的患者被认为是发生术后谵妄的高危人群。

响,结果提示全身麻醉并不增加 POD 的发生率(OR,0.88;95% CI,0.51~1.51)[8]。一项随机对照试验比较了丙泊酚和七氟烷对腹腔镜手术患者 POD 的影响,结果显示两组患者术后前 3 天 POD 的发生率相近,而丙泊酚麻醉组患者术后第 2 天和第 3 天的谵妄等级量表评分要显著高于七氟烷麻醉组[9]。脑电图监测下麻醉可降低 POD 的发生率[10,11],这可能是由于麻醉药物的使用减少,但确切机制尚不清楚。一些围术期使用的药物,如阿托品、抗组胺药、皮质类固醇和苯二氮䓬类药物,可能诱发谵妄。因此,应减少使用这些药物[12]。

8.1.5　预防

8.1.5.1　非药物治疗

环境变化与 POD 的发生密切相关,临床医生应注意调整环境因素(表 8.2)[13]。两篇报道显示,积极的老年病学会诊可降低 POD 的风险。在一项研究中[14],126 名接受髋骨骨折修复术的患者被随机分为老年病学会诊组和标准治疗组。老年病学会诊组患者,在住院期间每天均有老年病学专家访视,并根据结构化方案进行干预。结果发现,老年病学会诊组患者 POD 的发生率低于对照组 (32%比 50%;P=0.04),相对危险度为 0.64 (95% CI,0.37~0.98)。老年病学会诊组患者严重 POD 的发生率同样低于对照组(12%比 29%;P=0.02),相对危险度为 0.4(95% CI,0.18~0.89)。在另一项研究中[15],199 名股骨颈骨折患者被随机分配到老年专科病房或骨科病房进行术后护理。结果发现,老年病房的患者 POD 的发生率相对较低(54.9%比 75.3%;P=0.003),POD 的持续时间更短(5 天比 10.2 天;P=0.009)。

表 8.2　协调环境以预防术后谵妄[13]
白天保持充足的光线
辨认日期、时间以及地点,每日至少 3 次
提供时钟和日历
必要时可佩戴眼镜和助听器
持续护理
早期下床活动
减少噪声
与家人会面
避免脱水
调节肠道功能
给予足够的氧供,维持脉搏血氧饱和度 > 95%

8.1.5.2 药物治疗[16](表 8.3)

许多研究探讨了使用药物预防 POD 的有效性。

氟哌啶醇 0.5mg 注射后以 0.1mg/h 速度持续给药 12 小时,可使患者 POD 的发生率显著降低(5.3% 比 23.2%;P=0.031)[17]。然而,氟哌啶醇的有效性取决于手术类型,本研究中 POD 发生率的降低仅在接受腹部手术的患者中得到证实。在另一项研究中,接受体外循环下心脏手术的患者被随机分为两组,分别在术后恢复意识时舌下含服 1mg 利培酮或安慰剂,结果发现利培酮组患者 POD 的发生率低于安慰剂组(11.1% 比 1.7%;P=0.009;RR,0.35;95% CI,0.16~0.77)[18]。奥氮平和利培酮均可阻断多巴胺-2 受体和 5-羟色胺受体,其预防性使用可能对防止发生 POD 有效。400 名非心脏手术患者被随机分为奥氮平组和安慰剂组,在术前及术后分别给予奥氮平(5mg)或安慰剂,结果发现奥氮平组 POD 的发生率显著降低(14.3% 比 40.2%;P=0.0001;95% CI,17.6~34.2)[19]。

据报道,每晚 8 点肌内注射地西泮后,连续给予氟硝西泮和哌替啶 8 小时以上可以降低 POD 的发生率,但增加晨起嗜睡的发生率[20]。咪达唑仑对 POD 没有影响[21]。

由于帕金森病和阿尔茨海默病与过量的胆碱能活动有关,一些研究探讨了胆碱酯酶抑制剂是否会降低 POD 的风险。然而无论手术前后 14 天给予多奈哌齐(5mg)[22],还是手术前晚开始连续 3 天给予利伐斯的明(1.5mg),均未降低 POD 的发生率[23]。

睡眠-觉醒周期与谵妄密切相关。一项关注睡眠-觉醒周期与血浆褪黑素之间关系的研究显示,在睡眠时和术前 90 分钟给予褪黑素 5mg 可降低 POD 的发生率(9.43% 比 32.65%),并有助于已经发生 POD 患者的治疗[21]。

有报道称,术前 1~2 小时口服加巴喷丁(900mg)是安全的,并能显著降低 POD 的发生率以及改善疼痛程度(0 比 42%;P=0.045)[24]。

与使用芬太尼相比,瑞芬太尼能降低患者在麻醉复苏室(P=0.039)和术后第 1 天(P=0.005)的 POD 发生率[25]。此外,在接受髋部骨折修复术的患者中,在开始手术前直到发生谵妄或手术结束前实施髂筋膜阻滞可降低 POD 的发生率(10.8% 比 23.8%;RR,0.45;

表 8.3 术后谵妄预防策略的总结
积极的老年病学会诊
氟哌啶醇(0.5mg)注射后,随后持续给药 12h(0.1mg/h)
恢复意识时舌下含服利培酮(1mg)
术前和术后给予奥氮平(5mg)
睡眠时和术前 90 分钟分别给予褪黑素 5mg
术前 1~2 小时口服加巴喷丁(900mg)
使用瑞芬太尼或髂筋膜区域阻滞
使用右美托咪定

95% CI,0.23~0.87)[24]。

一篇 Meta 分析显示,右美托咪定可降低谵妄、躁动和意识模糊的发生率(19%比23%;P=0.03;RR,0.68;95% CI,0.49~0.96)[26]。

8.1.6　治疗

POD 的治疗仍在探索中,因此预防是最好的方法。最近的 Meta 分析提示,抗精神病药物可降低术后谵妄的发生率[27]。一些研究评价了药物治疗 POD 的有效性,例如喹硫平与氟哌啶醇合用可加快谵妄的恢复[28]。然而,这些研究中的大多数样本量较小,且无法确定哪种药物更好。与氟哌啶醇相比,利伐斯的明并不能减少患者谵妄的持续时间,且有证据显示其会增加死亡率[29]。治疗策略见表 8.4。

8.2　术后认知功能障碍

8.2.1　发生率

国际术后认知功能障碍研究 I 评估了 1218 名 60 岁以上接受腹部、骨科或胸外科手术患者的 POCD 发生率,结果显示,这些患者术后 7 天的 POCD 发生率为 25.8%,术后3 个月的 POCD 发生率为 9.9%[30]。其 POCD 发生率明显高于健康对照组($P < 0.0001,P=$0.0037)。另一类似研究显示,在 336 名年龄 60 岁以上的患者中,术后 1 周时 POCD 的发生率为 24.8%,3 个月时为 10.3%,术后 1~2 年为 10.4%[31]。POCD 不仅发生于老年患者,在中青年患者中也可发生。在一项对 1064 名年龄分别为 18~39 岁、40~59 岁和 60 岁以上的非心脏手术患者的研究中,所有年龄组患者中均有 POCD 发生,且 POCD 的发生率随手术后时间的延长而降低[32]。

8.2.2　预测因素

根据术后项目,POCD 的危险因素见表 8.5、表 8.6 和表 8.7[30,31]。在所有项目中,年龄是 POCD 最重要的预测因素。除列举的因素外,有酒精滥用史[33]或代谢综合征病史的患者认知功能受损更严重[34]。

表 8.4　术后谵妄治疗策略总结[7]
寻找并确定发生谵妄的原因
静脉或皮下注射氟哌啶醇(2.5mg)
每 4 小时口服氟哌啶醇 1 次(1~2mg)
每日口服奥氮平 1 次(2.5~5mg)
每日口服利培酮 1 次(0.5~1mg)(老年患者剂量减少 25%~50%)
苯二氮䓬类药物(针对由于苯二氮䓬类药物戒断、戒酒或癫痫发作后的谵妄)

表 8.5 术后 1 周术后认知功能障碍相关危险因素[33]

危险因素	P 值	比值比 (95%置信区间)
年龄(每相差 10 岁)	0.03	1.3(1.0~1.7)
麻醉时间(每相差 1 小时)	0.01	1.1(1.0~1.3)
1 周内接收二次手术	0.03	2.7(1.1~6.5)
术后呼吸系统并发症	0.05	1.6(1.0~2.6)
术后感染并发症	0.04	1.7(1.0~2.8)
受教育程度(高中或高中以下)	0.002	0.6(0.4~0.9)

表 8.6 术后 3 个月术后认知功能障碍相关危险因素[33]

危险因素	P 值	比值比 (95%置信区间)
年龄(每相差 10 岁)	0.0001	2.1(1.4~2.9)
术前给予苯二氮䓬类药物	0.03	0.4(0.2~1.0)

表 8.7 术后 1~2 年术后认知功能障碍相关危险因素[31]

危险因素	P 值	比值比 (95%置信区间)
年龄(每相差 10 岁)	0.002	2.58(1.42~4.70)
术后感染并发症	0.045	2.61(1.02~6.68)
术后 1 周发生 POCD	0.006	2.84(1.35~5.96)

注:POCD,术后认知功能障碍。

8.2.3 发病机制

POCD 的发病机制与多种因素相关(图 8.1)[35],炎症反应可能在 POCD 中起重要作用。手术诱发的炎性细胞因子不仅影响手术区域,还影响中枢神经系统,破坏血-脑脊液屏障,从而导致 POCD。一项动物研究比较了单纯全身麻醉和全身麻醉下手术的 POCD 发生率,结果显示手术创伤引起的系统性炎症反应与 POCD 密切相关,而非全身麻醉的影响[36]。

8.2.4 麻醉药物

一项研究调查了硬膜外麻醉或全身麻醉下行全髋关节置换术的 60 名老年患者术后智力改变的发生率,最终作者认为应选择硬膜外麻醉,因为 31 位全身麻醉组患者中有 7 位患者发生了术后智力改变[37]。相反,近期的一项前瞻性观察研究提出,术后 3 个月

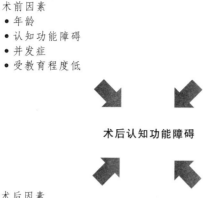

术前因素
- 年龄
- 认知功能障碍
- 并发症
- 受教育程度低

住院相关因素
- 环境改变
- 住院时程改变
- 睡眠障碍

术后认知功能障碍

术后因素
- 炎症
- 疼痛
- 睡眠障碍
- 阿片类药物

干预措施
- 尽量减少手术伤害性操作
- 疼痛管理
- 早日出院
- 改善睡眠质量

图 8.1　术后认知功能障碍的围术期影响因素和干预措施[35]。

发生的 POCD 与手术操作以及麻醉类型均无相关性[38]。这项研究中包括对照组、轻度镇静下经皮诊断性操作组、全身麻醉下全髋关节置换术(THR)组、全身麻醉下体外循环冠状动脉旁路移植术(CABG)组。所有组别术后 3 个月 POCD 的总发生率为 17%(轻度镇静组为 21%,THR 组为 16%,CABG 组为 16%),各组间 POCD 的发生率无显著性差异(OR,1.21;95% CI,0.94~1.55)。

8.2.5　预防和治疗

目前没有证据表明 POCD 有明确有效的治疗方法。与 POD 一样,最好的方法就是预防。预防 POCD 的最佳方法尚不清楚,但有几种策略可能有助于减少 POCD 的发生(表 8.8[39])。识别 POCD 的易感患者非常重要。对于这些患者,应限制使用苯二氮䓬类药物,并应缩短术前禁食时间。考虑到 POCD 和炎症之间的关系,抑制炎症反应可能有助于减少 POCD 的发生。动物[40-43]和临床[44,45]研究提示,有些药物可能有助于预防POCD(表 8.9)。相反,地塞米松(0.2mg/kg)可能增加 POCD 的发生率[46]或对 POCD 没有预防作用[47]。

外科手术技术可能影响 POCD 的发生。一项 Meta 分析表明,非体外循环下冠状动脉旁路移植术和体外循环下冠状动脉旁路移植术的 POCD 发生率没有差异[48];但心脏手术中的 POCD 发生率高于非心脏手术[49]。此外,还有其他的一些预防策略(表 8.10[50])。

表 8.8 术后认知功能障碍的预防策略[39]

维持内环境稳定

避免使用苯二氮䓬类药物

微创手术

缩短手术时间

早日出院

多向患者解释

减轻疼痛

避免长期禁食

多与家人或朋友见面

表 8.9 预期可预防 POCD 的药物

第一作者 (参考文献)	药物	试验对象	干预方式	主要结果
Tian[40]	维生素 D	小鼠	全身麻醉下肝部分切除术	对控制炎性疾病有帮助
Jin[41]	米诺环素	小鼠	肝部分切除术(切除 70%)	改善术后记忆损害 抑制星形胶质细胞激活诱导下调 TNF-α、IL-1b 和 IL-6 mRNA 的表达水平
Zhang[42]	金刚烷胺	大鼠	静脉麻醉下暴露右颈动脉	减轻手术导致的学习与记忆损害
Sun[44]	多巴酚丁胺	人类	硬膜外麻醉下全髋关节置换术	预防手术引起的 POCD 减少患者血清中麻醉介导的 TNF-α 释放
Ottens[47]	地塞米松(0.1mg/kg)	人类	体外循环下心脏手术	未降低 POCD 的风险
Fang[46]	地塞米松(0.2mg/kg)	人类	微血管减压术	增加 POCD 的发生率
Kawano[43]	酮洛芬	大鼠	术后疼痛模型	预防手术相关的记忆障碍发生
Tian[45]	帕瑞昔布	人类	全身麻醉下矫形外科手术	降低 POCD 的发生率

注:TNF,肿瘤坏死因子;IL,白细胞介素;POCD,术后认知功能障碍。

表 8.10	冠状动脉旁路移植术中的神经保护策略[50]	
时间	项目	干预
术前	识别危险因素	神经心理学测试
		颈动脉超声检查
		MRI 和 MRA 检查
	心房颤动	术前治疗
术中	主动脉粥样硬化	主动脉超声和 TEE
		避免钳夹主动脉：尽量减少主动脉操作和套管位置改变
	微栓子	尽量减少心内吸引和纵隔脂肪剥离
	低灌注	体外循环过程中维持血压
		使用 α-稳态血气管理
	脑部高温	避免复温过快和复温过高
	高血糖	避免并治疗高血糖

注：MRI，磁共振成像；MRA，磁共振血管造影；TEE，经食管超声心动图。

（潘嗣宁 译　林育南 校）

参考文献

1. Dyer CB, Ashton CM, Teasdale TA (1995) Postoperative delirium. A review of 80 primary data-collection studies. Arch Intern Med 155:461–465
2. Dasgupta M, Dumbrell AC (2006) Preoperative risk assessment for delirium after noncardiac surgery: a systematic review. J Am Geriatr Soc 54:1578–1589
3. Vochteloo AJ, Moerman S, van der Burg BL et al (2011) Delirium risk screening and haloperidol prophylaxis program in hip fracture patients is a helpful tool in identifying high-risk patients, but does not reduce the incidence of delirium. BMC Geriatr 11:39. doi:10.1186/1471-2318-11-39
4. Kalisvaart KJ, Vreeswijk R, de Jonghe JF et al (2006) Risk factors and prediction of postoperative delirium in elderly hip-surgery patients: implementation and validation of a medical risk factor model. J Am Geriatr Soc 54:817–822
5. Marcantonio ER, Goldman L, Mangione CM (1994) A clinical prediction rule for delirium after elective noncardiac surgery. JAMA 271:134–139
6. Ouimet S, Kavanagh BP, Gottfried SB et al (2007) Incidence, risk factors and consequences of ICU delirium. Intensive Care Med 33:66–73
7. Chaput AJ, Bryson GL (2012) Postoperative delirium: risk factors and management: continuing professional development. Can J Anaesth 59:304–320
8. Mason SE, Noel-Storr A, Ritchie CW (2010) The impact of general and regional anesthesia on the incidence of post-operative cognitive dysfunction and post-operative delirium: a systematic review with meta-analysis. J Alzheimers Dis 22:67–79
9. Nishikawa K, Nakayama M, Omote K et al (2004) Recovery characteristics and post-operative delirium after long-duration laparoscope-assisted surgery in elderly patients: propofol-based vs. sevoflurane-based anesthesia. Acta Anaesthesiol Scand 48:162–168
10. Sieber FE, Zakriya KJ, Gottschalk A et al (2010) Sedation depth during spinal anesthesia and the development of postoperative delirium in elderly patients undergoing hip fracture repair. Mayo Clin Proc 85:18–26
11. Radtke FM, Franck M, Lendner J et al (2013) Monitoring depth of anaesthesia in a randomized trial decreases the rate of postoperative delirium but not postoperative cognitive dysfunction. Br J Anaesth 110:i98–105

12. Mashour GA, Woodrum DT, Avidan MS (2015) Neurological complications of surgery and anaesthesia. Br J Anaesth 114:194–203
13. Nunomiya S (2012) Delirium. ICU & CCU 36:507–513
14. Marcantonio ER, Flacker JM, Wright RJ et al (2001) Reducing delirium after hip fracture: a randomized trial. J Am Geriatr Soc 49:516–522
15. Lundström M, Olofsson B, Stenvall M et al (2007) Postoperative delirium in old patients with femoral neck fracture: a randomized intervention study. Aging Clin Exp Res 19:178–186
16. Gosch M, Nicholas JA (2014) Pharmacologic prevention of postoperative delirium. Z Gerontol Geriatr 47:105–109
17. Wang W, Li HL, Wang DX et al (2012) Haloperidol prophylaxis decreases delirium incidence in elderly patients after noncardiac surgery: a randomized controlled trial. Crit Care Med 40:731–739
18. Prakanrattana U, Prapaitrakool S (2007) Efficacy of risperidone for prevention of postoperative delirium in cardiac surgery. Anaesth Intensive Care 35:714–719
19. Larsen KA, Kelly SE, Stern TA et al (2010) Administration of olanzapine to prevent postoperative delirium in elderly joint-replacement patients: a randomized, controlled trial. Psychosomatics 51:409–418
20. Aizawa K, Kanai T, Saikawa Y et al (2002) A novel approach to the prevention of postoperative delirium in the elderly after gastrointestinal surgery. Surg Today 32:310–314
21. Sultan SS (2010) Assessment of role of perioperative melatonin in prevention and treatment of postoperative delirium after hip arthroplasty under spinal anesthesia in the elderly. Saudi J Anaesth 4:169–173
22. Liptzin B, Laki A, Garb JL et al (2005) Donepezil in the prevention and treatment of postsurgical delirium. Am J Geriatr Psychiatry 13:1100–1106
23. Gamberini M, Bolliger D, Lurati Buse GA et al (2009) Rivastigmine for the prevention of postoperative delirium in elderly patients undergoing elective cardiac surgery—a randomized controlled trial. Crit Care Med 37:1762–1768
24. Leung JM, Sands LP, Rico M et al (2006) Pilot clinical trial of gabapentin to decrease postoperative delirium in older patients. Neurology 67:1251–1253
25. Radtke FM, Franck M, Lorenz M et al (2010) Remifentanil reduces the incidence of postoperative delirium. J Int Med Res 38:1225–1232
26. Pasin L, Landoni G, Nardelli P et al (2014) Dexmedetomidine reduces the risk of delirium, agitation and confusion in critically ill patients: a meta-analysis of randomized controlled trials. J Cardiothorac Vasc Anesth 28:1459–1466
27. Fok MC, Sepehry AA, Frisch L et al (2015) Do antipsychotics prevent postoperative delirium? A systematic review and meta-analysis. Int J Geriatr Psychiatry 30:333–344
28. Devlin JW, Roberts RJ, Fong JJ et al (2010) Efficacy and safety of quetiapine in critically ill patients with delirium: a prospective, multicenter, randomized, double-blind, placebo-controlled pilot study. Crit Care Med 38:419–427
29. van Eijk MM, Roes KC, Honing ML et al (2010) Effect of rivastigmine as an adjunct to usual care with haloperidol on duration of delirium and mortality in critically ill patients: a multicentre, double-blind, placebo-controlled randomised trial. Lancet 376:1829–1837
30. Moller JT, Cluitmans P, Rasmussen LS et al (1998) Long-term postoperative cognitive dysfunction in the elderly ISPOCD1 study. ISPOCD investigators. International study of postoperative cognitive dysfunction. Lancet 351:857–861
31. Abildstrom H, Rasmussen LS, Rentowl P et al (2000) Cognitive dysfunction 1-2 years after non-cardiac surgery in the elderly. ISPOCD group. International study of post-operative cognitive dysfunction. Acta Anaesthesiol Scand 44:1246–1251
32. Monk TG, Weldon BC, Garvan CW et al (2008) Predictors of cognitive dysfunction after major noncardiac surgery. Anesthesiology 108:18–30
33. Hudetz JA, Iqbal Z, Gandhi SD et al (2007) Postoperative cognitive dysfunction in older patients with a history of alcohol abuse. Anesthesiology 106:423–430
34. Hudetz JA, Patterson KM, Amole O et al (2011) Postoperative cognitive dysfunction after noncardiac surgery: effects of metabolic syndrome. J Anesth 25:337–344
35. Krenk L, Rasmussen LS, Kehlet H (2010) New insights into the pathophysiology of postoperative cognitive dysfunction. Acta Anaesthesiol Scand 54:951–956
36. Cibelli M, Fidalgo AR, Terrando N et al (2010) Role of interleukin-1beta in postoperative cognitive dysfunction. Ann Neurol 68:360–368
37. Hole A, Terjesen T, Breivik H (1980) Epidural versus general anaesthesia for total hip arthroplasty in elderly patients. Acta Anaesthesiol Scand 24:279–287

38. Evered L, Scott DA, Silbert B et al (2011) Postoperative cognitive dysfunction is independent of type of surgery and anesthetic. Anesth Analg 112:1179–1185
39. Hartholt KA, van der Cammen TJ, Klimek M (2012) Postoperative cognitive dysfunction in geriatric patients. Z Gerontol Geriatr 45:411–416
40. Tian A, Ma H, Cao X et al (2015) Vitamin D improves cognitive function and modulates Th17/T reg cell balance after hepatectomy in mice. Inflammation 38:500–509
41. Jin WJ, Feng SW, Feng Z et al (2014) Minocycline improves postoperative cognitive impairment in aged mice by inhibiting astrocytic activation. Neuroreport 25:1–6
42. Zhang J, Tan H, Jiang W et al (2014) Amantadine alleviates postoperative cognitive dysfunction possibly by increasing glial cell line-derived neurotrophic factor in rats. Anesthesiology 121:773–785
43. Kawano T, Takahashi T, Iwata H et al (2014) Effects of ketoprofen for prevention of postoperative cognitive dysfunction in aged rats. J Anesth 28:932–936
44. Sun D, Yang L, Wu Y et al (2014) Effect of intravenous infusion of dobutamine hydrochloride on the development of early postoperative cognitive dysfunction in elderly patients via inhibiting the release of tumor necrosis factor-α. Eur J Pharmacol 741:150–155
45. Tian Y, Zhao P, Li L et al (2014) Pre-emptive parecoxib and post-operative cognitive function in elderly patients. Int Psychogeriatr 15:1–8
46. Fang Q, Qian X, An J et al (2014) Higher dose dexamethasone increases early postoperative cognitive dysfunction. J Neurosurg Anesthesiol 26:220–225
47. Ottens TH, Dieleman JM, Sauër AM et al (2015) Effects of dexamethasone on cognitive decline after cardiac surgery: a randomized clinical trial. Anesthesiology 121:492–500
48. Sun JH, Wu XY, Wang WJ et al (2012) Cognitive dysfunction after off-pump versus on-pump coronary artery bypass surgery: a meta-analysis. J Int Med Res 40:852–858
49. van Harten AE, Scheeren TW, Absalom AR (2012) A review of postoperative cognitive dysfunction and neuroinflammation associated with cardiac surgery and anaesthesia. Anaesthesia 67:280–293
50. Goto T, Maekawa K (2014) Cerebral dysfunction after coronary artery bypass surgery. J Anesth 28:242–248

第 9 章

术后谵妄和术后认知功能障碍的机制：麻醉药物的影响

Tomoyuki Miyazaki, Yoshikazu Yamaguchi, Takahisa Goto

摘 要

术后谵妄(POD)和术后认知功能障碍(POCD)不仅可降低患者术后生活质量，而且大大增加医疗成本。前期的临床研究表明，POD 似乎是老年患者高死亡率的危险因素，而 POCD 可能对儿童的学习能力有长期的不良影响。但是对于 POD 和 POCD，目前尚缺乏有效的治疗方法。我们仍在努力探索 POD 和 POCD 背后的机制，是基于以下原因：①临床定义模糊；②潜在的机制是多因素的；③缺少与患者相匹配的动物模型。在这些困境下，相当多的研究致力于确定构成这些疾病的关键分子和神经回路。幸运的是，其中一些研究似乎已经提出了可靠的假设。在本章中我们将结合最新的研究成果，讨论 POD 和 POCD 的潜在发病机制。

关键词 术后谵妄；术后认知功能障碍；乙酰胆碱；单胺；食欲素；腺苷；褪黑素；β淀粉样蛋白；半胱氨酸蛋白酶；氯离子转运体；AMPA 受体；GABA 受体

9.1 谵妄的发病机制

谵妄的病因和发病机制非常复杂，目前尚未完全明确。全身麻醉药物对谵妄的影响以及机制也在探究过程中。目前，谵妄被认为是一种多因素导致的疾病，意识和觉醒水

T. Miyazaki, M.D., Ph.D.
Department of Physiology/Anesthesiology, Graduate School of Medicine, Yokohama City University, 3-9 Fukuura, Kanazawa-ku, Yokohama, Kanagawa 236-0004, Japan
e-mail: johney4@hotmail.com

Y. Yamaguchi, M.D. • T. Goto, M.D., Ph.D.
Department of Anesthesiology, Graduate School of Medicine, Yokohama City University,
3-9 Fukuura, Kanazawa-ku, Yokohama, Kanagawa 236-0004, Japan

平的生理改变是复杂的神经网和神经递质相互作用的结果。

患者发生谵妄是由于易感因素和诱发因素相互作用的结果。目前已提出了很多谵妄的发病机制,包括神经递质机制、炎症机制、生理应激机制、代谢紊乱机制,以及遗传因素机制等,详见表 9.1(a)和表 9.1(b)[2,3]。

胆碱能缺乏和多巴胺过剩被认为与谵妄有关[4],因为抗胆碱药物和治疗帕金森病的药物与谵妄的发生有关[5,6]。然而胆碱酯酶抑制剂利伐斯的明并不能减少谵妄的持续时间,反而可能增加其死亡率[7]。因此,任何基于单一神经递质的治疗都很难解决谵妄问题。此外神经递质间可相互影响。Hatta 等认为褪黑素受体激动剂雷美替胺对谵妄有预防作用[8]。

了解清醒-睡眠转换和昼夜节律的神经生理学基础也很重要。首先,我们回顾了结构和神经生理学,这对于理解谵妄的病理生理学是必不可少的。胆碱能通路在谵妄中的作用已引起关注,在此我们将着重讨论。其次,我们回顾了与昼夜节律相关的物质,因为昼夜节律紊乱被认为会增加谵妄的发生率。

9.1.1 神经生理学

9.1.1.1 上行觉醒系统

1949 年,Moruzzi 和 Magoun 报道,觉醒的基本机制在于网状激活系统。随后的研究表明,觉醒的关键部位不在网状结构,而在中脑脑桥交界处的细胞组群。目前,这些通路统一被认为属于上行觉醒系统。

9.1.1.2 上行觉醒系统中的胆碱能通路

上行觉醒系统包括两个主要分支,即胆碱能通路和其他单胺能通路。位于脑桥脚被盖区和侧背被盖区(PPT/LDT)的细胞群组产生乙酰胆碱,将信号投射到丘脑中继核和网状核[9]。这些输入信号有利于从丘脑到大脑皮层的神经传入(丘脑皮层传递,图 9.1)。

乙酰胆碱在快速眼动(REM)睡眠状态中起着关键作用,在这种状态下,皮层神经元以类似于清醒状态的方式进行放电,这种睡眠状态可以发生于觉醒开始之前。位于 Meynert 基底核和中脑的胆碱能神经元将轴突延伸至整个大脑皮层,并从它们的突触前膜末梢局部释放乙酰胆碱,使肌体进入 REM 睡眠状态。局部释放的乙酰胆碱能使大脑皮层神经元的放电活动去同步化,而这些神经元产生的脑电图(EEG)则频率增快,振幅减小。这些变化使大脑皮层神经元为接受来自其他脑区传来的刺激做好准备,并最终产生意识。动物实验表明,胆碱能活性也与认知功能相关[11,12]。给动物注射大剂量阿托品可剂量依赖性地增加其总的血清抗胆碱能活性[13]。比哌立登(另一种类型的抗胆碱能药物)可引起类似于谵妄患者中观察到的行为和脑电图、眼电图和肌电图等多重改变[14]。这些发现同样适用于谵妄患者,其血清抗胆碱能活性明显高于非谵妄患者[15]。此外,药物引起

表 9.1(a)　谵妄的潜在病理生理学因素[2]

	普通内科	外科手术		ICU
		非心脏手术	心脏手术	
易感因素				
痴呆	2.3~4.7	2.8	–	–
认知功能损害	2.1~2.8	3.5~4.2	1.3	–
谵妄史	–	3.0		
功能损害	4.0	2.5~3.5		
视觉障碍	2.1~3.5	1.1~3.0		
听觉障碍	–	1.3		
疾病的合并症或严重程度	1.3~5.6	4.3	–	1.1
抑郁	3.2	–	1.2	
短暂性脑缺血或卒中史	–	–	1.6	
酗酒	5.7	1.4~3.3		
年龄≥75 岁	4.0	3.3~6.6	–	1.1
诱发因素				
药物				
多重用药	2.9	–	–	–
精神类药物	4.5			
镇静剂或安眠药	–	–	–	4.5
身体约束	3.2~4.4			
留置导尿管	2.4	–		
生理因素				
血清尿素升高	5.1	–		1.1
血清尿素氮肌酐比值升高	2.0	2.9		
人血白蛋白异常	–	–	1.4	–
血钠、血糖或血钾异常		3.4		
代谢性酸中毒	–			1.4
感染				3.1
任何医源性事件	1.9	–		–
外科手术				
主动脉瘤手术		8.3		
开胸非心脏手术	–	3.5		–
神经外科手术				4.5
创伤入院	–	–		3.4
急诊入院				1.5
昏迷	–	–		1.8~21.3

数据是相对危险度，一些数据以范围的形式报告，附录包括完整的参考文献列表。

从预测模型中验证的谵妄危险因素。

表 9.1(b) 谵妄的潜在病理生理学因素		
	可用数据类型	已发表综述
神经递质		
乙酰胆碱	实验性和观察性	是
多巴胺	实验性和观察性	是
γ-氨基丁酸	实验性和观察性	否
褪黑素	实验性和观察性	是
色氨酸或 5-羟色胺	观察性	是
谷氨酸	观察性	否
肾上腺素或去甲肾上腺素	假设性	否
促炎标志物		否
干扰素 α 或 β	实验性	是
白介素-6	观察性	是
白介素-8	观察性	是
白介素 10	观察性	否
肿瘤坏死因子-α	假设性	是
白介素-1β	假设性	是
前列腺素 E	假设性	是
生理性应激源		否
皮质醇	观察性	否
S100β	观察性	否
新嘌呤	观察性	否
缺氧	观察性	否
代谢紊乱		否
乳酸酸中毒	实验性和观察性	否
低血糖或高血糖	观察性	否
胰岛素样生长因子	观察性	是
高碳酸血症	假设性	是
电解质紊乱		否
钠,钙,镁	实验性和观察性	否
遗传因素		
载脂蛋白 E	观察性	是
糖皮质激素受体	观察性	否
多巴胺转运体或受体	观察性	是
Toll 样受体 4	假设性	否

实验性数据是指有可用的对照资料,例如来自临床试验或来自人类的非预期不良反应或两者均有。
观察性数据是指只有观察性资料可用。
假设性数据是指目前还没有针对人类的研究支持这一机制。附录包含参考文献的完整列表。

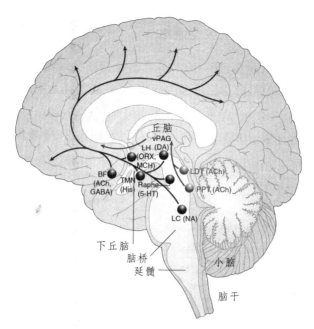

图 9.1　上行觉醒系统示意图[10]。BF(ACh,GABA)，基底前脑(Ach,GABA)；vPAG(DA)，中脑导水管腹侧周围灰质区(DA)；LH(ORX,MCH)，外侧下丘脑(ORX,MCH)；TMN(His)，结节乳头核(His)；Raphe(5-HT)，中缝核(5-HT)；LC(NA)，蓝斑核(NA)；LDT(ACh)，脑桥脚被盖(ACh)；PPT(ACh)，侧背被盖(ACh)。(请参见彩色插图)

的胆碱能通路功能障碍可导致谵妄和定向障碍[16]。由于越来越多的证据提示乙酰胆碱对认知功能具有积极作用，胆碱能通路的药理学调控已被作为痴呆患者的治疗靶点进行深入研究。实际上，通过抑制胆碱酯酶来提高乙酰胆碱浓度的药物已在临床应用。

　　乙酰胆碱除了对认知功能具有增强作用外，近期已证实其对注意力具有抑制作用[17]。如上所述，乙酰胆碱作为一种神经递质，与两种类型的受体结合，即毒蕈碱受体和烟碱受体。拮抗毒蕈碱受体可降低注意力，而拮抗烟碱受体却无明显影响[18]。根据定义，谵妄包括意识水平降低。因此，谵妄状态的产生可以理解为由于缺乏注意力导致，而不是缺乏认知。在动物实验中，可以进行几项行为测试来阐明麻醉药物对注意力的影响。潜伏抑制试验是注意力的主要测试方法。在该测试中，将小鼠分为预先暴露组(小鼠暴露于持续时间为 5 秒，间隔为 25 秒的 40 个白噪声音调)和非预先暴露组。第 1 天，在暴露于音调后，小鼠立刻经历了音调电击配对。第 3 天，将小鼠移到一个新的空间，允许其探索 180 秒，随后暴露于音调 180 秒，然后测量两组冻结行为的持续时间。如果小鼠在第 1 天注意到这个音调，那么第 3 天的冻结行为就会被显著抑制，反之亦然。先前的一项研究表明，暴露于异氟烷的小鼠表现出注意力降低[19]。而暴露于地氟烷的小鼠注意力未受影响(来自 Miyazaki 的数据)。

9.1.1.3　上行觉醒系统中的单胺能通路

单胺能通路包括释放组胺(His)的结节乳头核(TMN),释放多巴胺(DA)的 A10 细胞组,释放 5-羟色胺(5-HT)的背侧核和中缝核,释放去甲肾上腺素(NA)的蓝斑核(LC)(图 9.1)。这些神经递质激活下丘脑外侧区和基底前脑的神经元。这些细胞组中的神经元在觉醒期间最活跃,在非 REM 睡眠期间活性降低,而在 REM 睡眠期间表现为静息状态[20,21]。

9.1.1.4　促睡眠系统

上行觉醒系统是维持觉醒状态的关键区域,而位于腹外侧视前核(VLPO)和正中视前核(MnPO)的神经元是促进睡眠状态的关键。VLPO 为 TMN 和上行觉醒系统的其他区域提供 GABA 能和甘丙肽能抑制性递质的释放[22]。γ-氨基丁酸(GABA)是主要的抑制性神经递质。VLPO 细胞特异性受损的动物,NREM 和 REM 睡眠可减少超过 50%[23,24]。虽然扩展的 VLPO 损伤会干扰 REM 睡眠,但 VLPO 集群的病变会减少 NREM 睡眠。这些发现表明,从 VLPO 释放的 GABA 对驱动睡眠状态至关重要(图 9.2)。

最近的研究表明,与异丙酚相比,右美托咪定可减少术后谵妄的持续时间[25]。而相关指南也支持,与苯二氮草类药物相比,用于镇静的右美托咪定可能和谵妄患病率降低有

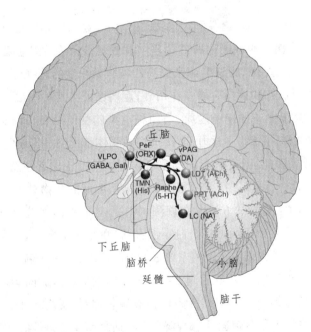

图 9.2　腹外侧视前核(VLPO)与上行觉醒系统关系示意图。VLPO(GABA,Gal),腹外侧视前核(GABA,Gal);PeF(ORX),下丘脑穹隆周围区(ORX);TMN(His),结节乳头核(His);Raphe(5-HT),中缝核(5-HT);LC(NA),蓝斑核(NA);vPAG(DA),中脑导水管腹侧周围灰质区(DA);LDT(ACh),脑桥脚被盖(ACh);PPT(ACh),侧背被盖(ACh)。(请参见彩色插图)

关[26]。危重患者的术后血浆 GABA 浓度与术后谵妄有关[27]。

9.1.1.5 触发器系统和食欲素神经元

我们一生中有 1/3 的时间是在睡眠，但是睡眠-觉醒转换只需要几秒钟到一分钟。睡眠-觉醒转换是 VLPO 与上行觉醒系统之间相互作用的结果。Saper 等认为这种关系就像一个"触发器"。触发器的两部分通过相互抑制产生一个双稳态的反馈回路：即有两种可能的稳定放电模式，并倾向于避免中间状态[28]。食欲素神经元在稳定该系统中起重要作用。一项研究报道了全身麻醉与食欲素的关系。与麻醉诱导后相比，拔管后 5 分钟血浆食欲素 A 水平升高[29]。食欲素如何影响术后谵妄和术后认知功能障碍目前尚不清楚。Suvorexant(苏沃雷生)是一种新型的双重食欲素 OX1R 和 OX2R 受体拮抗剂，其作为一种新型的失眠治疗药物已受到人们的关注。然而，对于有谵妄风险的患者应密切监测其使用情况[30]。

9.1.2 昼夜节律

众所周知，我们有一个生物钟。我们也知道昼夜节律受损会导致谵妄症状。位于下丘脑的视交叉上核(SCN)，是生物钟最重要的组成部分(图 9.3)。SCN 时钟产生 24 小时的节律(如昼夜节律)，影响生理状态和行为。SCN 中的主时钟由多个时钟单元组成。小鼠的细胞内时钟机制涉及相互作用的正负转录反馈回路，这些回路驱动着关键时钟元件的 RNA 和蛋白质水平的周期性节律变化[31]。SCN 神经元不直接投射到觉醒系统或 VLPO。室旁核下区放大来自 SCN 和背内侧核的信号，最终将昼夜节律信息传递给调控睡眠-觉醒状态转换的神经元[10,32]。

图 9.3 说明昼夜节律的三级调控整合。视交叉上核(SCN)起着生物钟的作用，但对睡眠调节系统的输出很少。该神经核的大部分输出进入浅棕色区域，包括室旁核下区的腹侧(vSPZ)和背侧(dSPZ)，以及下丘脑的背内侧核(DMH)。vSPZ 神经元传递的信息是组成日常觉醒-睡眠循环所必需的，而 dSPZ 神经元对体温节律至关重要。在 DMH 中，来自 SPZ 的信号与其他输入信息整合在一起，DMH 神经元驱动着睡眠、活动、进食和皮质类固醇分泌的昼夜周期。体温周期由 dSPZ 投射回到内侧视前区(MPO)来维持，而 DMN 是调节睡眠周期的 VLPO 投射的起源，其投射到室旁核(PVH)的促肾上腺皮质激素释放激素(CRH)神经元调节皮质类固醇分泌周期，并投射到下丘脑外侧区(LHA)食欲素和富黑色素激素神经元调节觉醒和进食节律。在 SPZ 和 DMH 中的信息整合过程允许调整生理节律以适应环境刺激，例如食物供应[通过腹内侧核(VMH)的瘦素和弓状核(ARC)的饥饿激素的作用]，以及内脏感觉输入信号，来自前额叶皮层的认知影响以及来自边缘系统的情绪输入(图 9.3)。

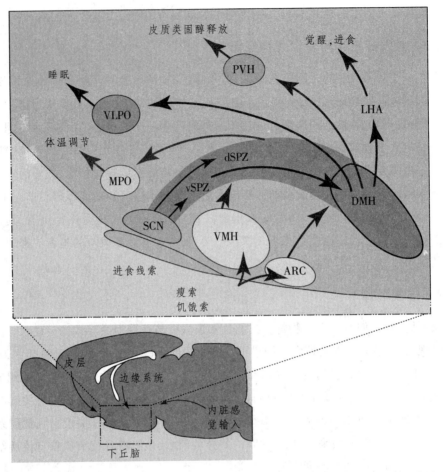

图 9.3   维持昼夜节律的神经回路。VLPO,腹外侧视前核;dSPZ,室旁核下区背侧;vSPZ,室旁核下区腹侧;DMH,背内侧核;LHA,外侧下丘脑;PVH,室旁核;MPO,内侧视前区;SCN,视交叉上核;VMH,腹内侧核;ARC,弓状核。(请参见彩色插图)

9.1.3   腺苷和睡眠稳态

与睡眠有关的稳态因子在长时间觉醒时不断累积,而在睡眠时减少。目前,腺苷被认为是长时间觉醒后调节睡眠的因子。活跃期的大脑需要高水平的葡萄糖,但当大脑处于学习或接触新体验期间,通过血液供应的葡萄糖往往不能满足大脑的需要。在这种情况下,储存在星形胶质细胞中的糖原是活跃期大脑最主要的能量来源。在长期觉醒后大脑的糖原水平降低,导致 ATP 耗竭。糖原的消耗促使星形胶质细胞增加细胞外腺苷水平,从而抑制基底前脑中的促觉醒神经元[33]。这一现象表明局部升高的腺苷水平可能可以作为监测体内睡眠稳态的指标。大脑中有两类腺苷受体。腺苷可激活在 VLPO 神经元上的 A2a 受体,并抑制觉醒神经元的腺苷 A1 受体。前列腺素(PG)D2 也是一种增加细胞外腺苷浓度的内源性促睡眠因子。葡萄糖或糖原水平降低会增加腺苷的分泌,从而引发睡眠,而睡眠可以使糖原水平逐渐恢复。既往的动物和人类研究表明,睡眠剥夺会引发多种精神疾病,包括幻觉和谵妄。这些现象可能是由于调节意识的神经元缺乏葡萄糖的供应引起的,从而导致睡眠稳态功能障碍。

9.1.4   褪黑素

褪黑素在夜间由松果体分泌,是维持昼夜节律的重要激素,可影响许多器官的功能状态。褪黑素的分泌受 SCN 的控制[34]并受阳光的影响。褪黑素已经作为一种改善失眠的药物上市,这一事实也说明褪黑素是控制昼夜节律的关键因素。值得注意的是,氯胺酮和戊巴比妥可通过影响松果体褪黑素分泌的时相延迟或提前, 以不同的方式影响昼夜节律,这些变化可引起异常的自发活动[35]。

9.2   POCD 的发病机制

与术后谵妄相比,术后认知功能障碍(POCD)的定义尚不明确。因此,目前 POCD 的流行情况也不清楚,这阻碍了我们探索 POCD 背后的机制。在临床上,由于患者在手术中既要接受麻醉,又要接受外科手术,因此很难阐明接触麻醉药物与认知功能障碍之间的直接关系。一项先前的动物研究显示,局部麻醉(无全身麻醉)下的手术可通过 β 淀粉样蛋白沉积诱导老年小鼠而非成年小鼠发生 POCD[36],这表明手术损伤足以引起认知功能障碍。不过越来越多的证据表明,至少在动物实验中(包括小鼠、大鼠和猴子),仅仅暴露于麻醉药物就会导致 POCD[37,38]。大量研究表明,麻醉对 POCD 的影响取决于以下因素:①麻醉药物的种类;②麻醉药物的浓度;③麻醉暴露的持续时间;④麻醉暴露和认知测试之间间隔的天数。在啮齿类动物中,我们通常进行多项测试来全面研究认知功能。例如,研究在海马区编码的空间记忆[39],以及在杏仁核部分编码的情绪记忆[40]。我们的原始动物数据提示异氟烷可降低注意力[19],而七氟烷具有抗抑郁作用(初步数据)。这些影响在麻醉药物浓度超过 1 MAC 时得到证实,表明其具有剂量依赖性。但是,目前仍不清楚为什么不同的麻醉药物对行为表型的影响差异很大。在某种程度上,这些差异可以通过麻醉药物结合的靶受体的表达模式不同来解释(图 9.4)[41]。关于麻醉暴露的持续时间,长时间暴露可能对学习能力的影响更大。关于这些影响的持续时间,与动物暴露于麻醉药物时的年龄密切相关。麻醉对认知功能的影响在新生动物、成年动物和老年动物之间差异很大。在青少年动物和成年动物中,麻醉药物的这些不良影响似乎从未超过一个月[42]。尽管这些不良影响在青少年和成人中有时可能被忽略,但麻醉暴露对新生儿的影响正越来越引起关注。在上述四个因素中,暴露于麻醉药物时的年龄因素是最值得关注的。在这里, 我们根据年龄总结了麻醉对 POCD 的影响,并阐明了每个年龄段引起POCD 的因素。

9.2.1   对新生儿的影响

麻醉对新生儿认知功能的影响是目前研究最广泛的问题。由于新生时期神经回路

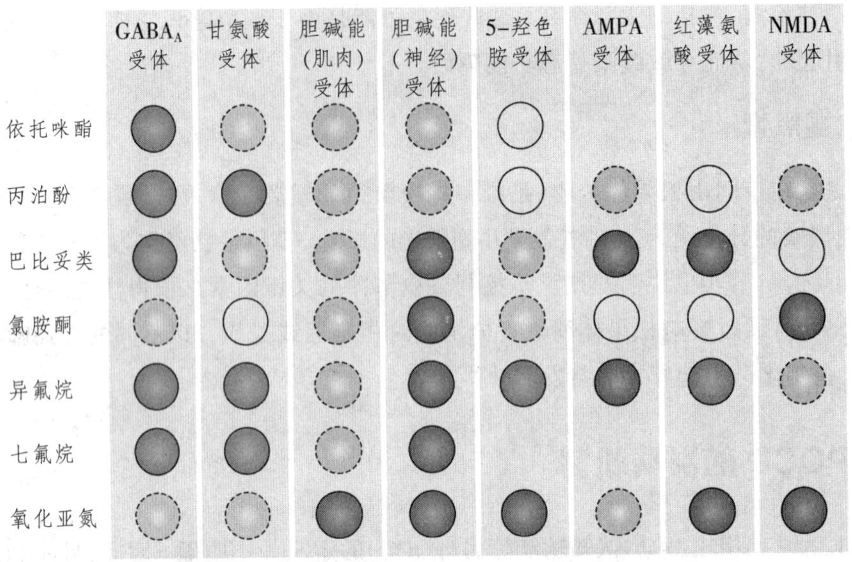

图 9.4　全身麻醉药物对配体门控离子通道的影响。（请参见彩色插图）

迅速发育,新生动物容易受到外界因素的影响。新生时期的神经元可塑性非常强,因此暴露于药物、应激或其他因素,可以轻易改变调节认知和情绪的关键分子的表达或功能,这些改变可能是长期的甚至是不可逆的[43]。Ikonomidou 发表了第一篇研究麻醉药物与认知功能关系的报道。这篇文章发现 NMDA 受体拮抗剂的作用与氯胺酮类似,可引起新生大鼠大脑广泛的凋亡性神经退行性病变,进而导致成年后学习障碍[44]。Todorovic 等也报道了挥发性麻醉药(如异氟烷、一氧化氮和咪达唑仑等混合剂)可导致相同的现象[45]。麻醉药物的种类不同,其对认知功能的影响也不同。在啮齿类动物中,大多数麻醉药物都会在一定程度上对认知功能产生不良影响[46]。最近,非人类灵长类动物研究报道提示,新生期暴露于异氟烷会导致恒河猴大脑神经细胞凋亡[38],氯胺酮也具有同样的作用,并可导致长期的认知能力下降[47]。这些啮齿类动物和猴子的研究表明,许多麻醉药物(包括氯胺酮和挥发性麻醉药)可能通过相同的途径诱导神经细胞凋亡。

9.2.1.1　caspase 对 POCD 的影响

　　caspase 3 是参与神经细胞凋亡的主要因素,caspase 3 前体被活性状态的 caspase 8 和 caspase 9 激活后,转化为有活性的 caspase 3[48]。caspase 8 是一种与 FADD 结合的蛋白酶,通过“外源性途径”由 Fas 受体信号激活。caspase 9 是一种在线粒体应激过程中由细胞色素 c/apaf-1 激活的蛋白酶,其过程被称为“内源性途径”。近年来,caspase 活性的调控作为 POCD 治疗的有希望的靶点,正越来越受到关注。据报道促红细胞生成素、雌二醇、褪黑素和右美托咪定可通过降低 caspase 活性改善麻醉诱导的神经细胞凋亡[49-52]。氢气也被证明可以降低 caspase 3 的活性和减少神经细胞凋亡,并改善成年后学习障碍[53]。值得注意的是,同一团队的研究表明,雌性幼崽暴露于地氟烷会导致其成为母亲后虐待幼崽,而氢气能使这种母性关怀得到改善[54]。

9.2.1.2　NKCC1/KCC2 对 POCD 的影响

神经元的过度兴奋也会导致神经元凋亡。Koyama 和我们已经研究了咪达唑仑和异丙酚对新生儿氯离子转运体功能的影响[55]。NKCC1 是氯离子转运体的新生亚基,在新生儿中主导地位优于 KCC2。NKCC1 使细胞内氯离子浓度维持在大于细胞外浓度的水平。在这种情况下,$GABA_A$ 受体激动剂(包括咪达唑仑和异丙酚)开放氯离子通道,导致氯离子流出和随后的神经元去极化,进而导致神经元过度兴奋(图 9.5)。这一过程先于神经细胞凋亡,但通过使 NKCC1 失活可以减缓神经细胞凋亡的诱导。我们也证明了 NKCC1 阻断剂布美他尼减轻了麻醉药物诱导的神经元过度兴奋。但布美他尼同时具有利尿作用,不适合在临床应用。最近,Gagnon 成功生产出一种 KCC2 激活剂,其在调节神经元兴奋性方面的能力令人着迷[56]。

9.2.2　对成人的影响

如上所述,新生儿可塑性强,容易受到外界因素的影响。因此,麻醉的影响可能会持续很长一段时间。虽然成年动物被认为已经建立了对外界因素具有抵抗力的神经回路,但一些研究已经证明,麻醉可诱发成年动物的认知功能障碍。改变神经元功能的关键分子很多,这些分子大多最终通过影响兴奋性或抑制性受体来维持神经元的兴奋和抑制之间的平衡。神经元兴奋主要由 α-氨基-3-羟基-5-甲基-4-异恶唑丙酸(AMPA)受体

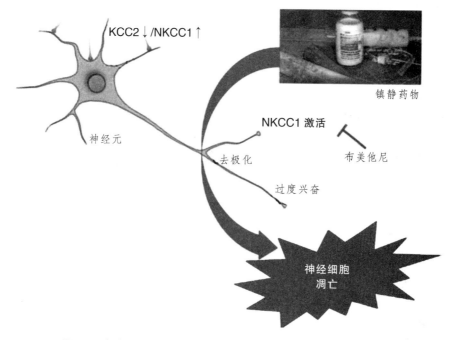

图 9.5　氯离子转运体对神经细胞凋亡的影响。(请参见彩色插图)

控制，抑制主要由 GABA$_A$ 受体控制。抑制–兴奋平衡的破坏削弱了突触连接和神经回路，动物随后表现出学习和记忆方面的缺陷。

9.2.2.1 AMPA 受体对 POCD 的影响

由于突触内 AMPA 受体的数量与记忆力呈正相关，AMPA 受体功能障碍可导致记忆损害。Uchimoto 等研究表明，在抑制性回避试验中，暴露于异氟烷的成年大鼠在麻醉后第 3 天至第 7 天表现出空间认知障碍[42]。空间认知主要依赖于海马功能。作者总结认为，异氟烷干扰了 AMPA 受体的泛素化，导致负责编码空间信息的海马突触中 AMPA 受体过度积累。突触的容量被认为是有限的，因此当突触中 AMPA 受体过量时，导致学习驱动的新 AMPA 受体无法进入突触[57]。此外，这种影响是可逆的，持续不超过 1 个月。这种效应还表现出剂量依赖性，至少需要 1.3 MAC 的异氟烷才能诱导 POCD，表明麻醉药物的浓度是至关重要的。

9.2.2.2 GABA$_A$ 受体对 POCD 的影响

GABA$_A$ 受体是麻醉药物作用的主要靶点，大量的亚基属于 GABA$_A$ 受体家族，每个亚基均有其各自的功能。Saab 等报道，暴露于异氟烷仅 1 小时就会损害短期记忆，而给予 α5 GABA$_A$ 受体反向激动剂可改善这种影响[58]。依托咪酯通过作用于 α5 GABA$_A$ 受体也可发挥同样的作用[59]。虽然许多研究已经揭示了麻醉对成人认知功能的不良影响，但也有一些研究认为麻醉对成人的认知功能没有影响，甚至作用相反。Stratmann 等报道异氟烷不会影响长期认知功能。而 Hauer 等报道，异丙酚在给药后 2 天通过增强内源性大麻素系统的作用对认知功能产生了积极影响[60]。

9.2.3 对老年人的影响

在老年人中，维持神经元的稳态往往是困难的。为了保持细胞活力，维持稳定的膜电位至关重要。膜蛋白(包括糖蛋白和离子通道)通常以 ATP 依赖的方式在质膜表面移动，这些蛋白对于维持膜电位起着关键作用。麻醉药物可阻止这些蛋白的移动，干扰膜电位的稳定性。异常的膜电位可激活某些类型的钙通道，从而引发"钙毒性"[61]。这一系列活动导致神经元兴奋性过高，并导致神经元内稳态和细胞活力的破坏。此外，过多的钙内流会增加 caspase 蛋白的活性，导致神经细胞凋亡[62]。麻醉药物可直接或间接地影响膜蛋白的功能。直接作用是由于麻醉化合物进入质膜，增加了细胞体积，从而妨碍了膜蛋白的迁移。间接作用是通过减少血流量，进而减少了氧气和葡萄糖的输送，妨碍了 ATP 依赖性的膜蛋白迁移。

9.2.3.1 麻醉药物对 β 淀粉样蛋白合成的影响

β 淀粉样蛋白作为阿尔茨海默病发病的关键因素已被深入研究。阿尔茨海默病患者表现为进行性的认知功能障碍。阿尔茨海默病最明确的发病机制之一是 β 淀粉样蛋白在神经元中累积。它阻止了对细胞存活至关重要的新蛋白质合成过程。Xie 等研究表明，小鼠暴露于 1.4% 的异氟烷 2 小时，可促进其 β 淀粉样蛋白累积并增加 caspase 3 的活性[63]。Lu 等也报道，新生小鼠暴露于 3.0% 七氟烷 6 小时可促进 β 淀粉样蛋白累积，增加 caspase 3 的活性，并诱导神经细胞凋亡[64]。而暴露于 3.0% 七氟烷 2 小时的小鼠中没有观察到这些现象，表明这种影响可能存在时间依赖性。此外，将 β 淀粉样蛋白小鼠模型暴露于七氟烷也会增加其 β 淀粉样蛋白的累积。

（吕 靖 译　林育南 校）

参考文献

1. Inouye SK, Charpentier PA (1996) Precipitating factors for delirium in hospitalized elderly persons. Predictive model and interrelationship with baseline vulnerability. JAMA 275:852–857
2. Inouye SK, Westendorp RG, Saczynski JS (2014) Delirium in elderly people. Lancet 383:911–922
3. Inouye SK, Westendorp RG, Saczynski JS, Kimchi EY, Cleinman AA (2014) Delirium in elderly people—authors' reply. Lancet 383:2045
4. Hshieh TT, Fong TG, Marcantonio ER, Inouye SK (2008) Cholinergic deficiency hypothesis in delirium: a synthesis of current evidence. J Gerontol A Biol Sci Med Sci 63:764–772
5. Han L, McCusker J, Cole M, Abrahamowicz M, Primeau F, Elie M (2001) Use of medications with anticholinergic effect predicts clinical severity of delirium symptoms in older medical inpatients. Arch Intern Med 161:1099–1105
6. Young BK, Camicioli R, Ganzini L (1997) Neuropsychiatric adverse effects of antiparkinsonian drugs. Characteristics, evaluation and treatment. Drugs Aging 10:367–383
7. Gamberini M, Bolliger D, Lurati Buse GA et al (2009) Rivastigmine for the prevention of postoperative delirium in elderly patients undergoing elective cardiac surgery--a randomized controlled trial. Crit Care Med 37:1762–1768
8. Hatta K, Kishi Y, Wada K et al (2014) Preventive effects of ramelteon on delirium: a randomized placebo-controlled trial. JAMA Psychiat 71:397–403
9. Hallanger AE, Levey AI, Lee HJ, Rye DB, Wainer BH (1987) The origins of cholinergic and other subcortical afferents to the thalamus in the rat. J Comp Neurol 262:105–124
10. Saper CB, Scammell TE, Lu J (2005) Hypothalamic regulation of sleep and circadian rhythms. Nature 437:1257–1263
11. Leavitt ML, Trzepacz PT, Ciongoli K et al (1994) Rat model of delirium: atropine dose–response relationships. J Neuropsychiatry Clin Neurosci 6:279–284
12. Trzepacz PT, Leavitt M, Ciongoli K (1992) An animal model for delirium. Psychosomatics 33:404–415
13. O'hare E, Welcon DT, Bettin K et al (1997) Serum anticholinergic activity and behavior following atropine sulfate administration in the rat. Pharmacol Biochem Behav 56:151–154
14. Tamura Y, Chiba S, Takasaki H et al (2006) Biperiden-induced delirium model in rats: a behavioral and electroencephalographic study. Brain Res 1115:194–199
15. Mach JR, Dysken MW, Kuskowski M et al (1995) Serum anticholinergic activity in hospitalized older persons with delirium: a preliminary study. J Am Geriatr Soc 43:491–495
16. Brown JH (1990) Atropine, scopolamine, and other related antimuscarinic drugs. In: Gilman AG, Rall TW, Nies AS, Taylor P (eds) The pharmacological basis of therapeutics. Pergamon Press, New York, pp 150–165
17. Klinkenberg I, Sambeth A, Blokland A (2011) Acetylcholine and attention. Behav Brain Res 221:430–442
18. Herrero JL, Roberts MJ, Delicato LS et al (2008) Acetylcholine contributes through muscarinic receptors to attentional modulation in V1. Nature 454:1110–1114
19. Yonezaki K, Uchimoto K, Miyazaki T et al (2015) Postanesthetic effects of isoflurane on

behavioral phenotypes of adult male C57BL/6J mice. PLoS One 10:e0122118

20. Aston-Jones G, Bloom FE (1981) Activity of norepinephrine-containing locus coeruleus neurons in behaving rats anticipates fluctuations in the sleep-waking cycle. J Neurosci 1:876–886

21. Takahashi K, Kayama Y, Lin JS, Sakai K (2010) Locus coeruleus neuronal activity during the sleep-waking cycle in mice. Neuroscience 169:1115–1126

22. Sherin JE, Elmquist JK, Torrealba F, Saper CB (1998) Innervation of histaminergic tuberomammillary neurons by GABAergic and galaninergic neurons in the ventrolateral preoptic nucleus of the rat. J Neurosci 18:4705–4721

23. Lu J, Bjorkum AA, Xu M, Gaus SE, Shiromani PJ, Saper CB (2002) Selective activation of the extended ventrolateral preoptic nucleus during rapid eye movement sleep. J Neurosci 22:4568–4576

24. Lu J, Greco MA, Shiromani P, Saper CB (2000) Effect of lesions of the ventrolateral preoptic nucleus on NREM and REM sleep. J Neurosci 20:3830–3842

25. Djaiani G, Silverton N, Fedorko L et al (2016) Dexmedetomidine versus propofol sedation reduces delirium after cardiac surgery: a randomized controlled trial. Anesthesiology 124(2): 362–368

26. Barr J, Fraser GL, Puntillo K et al (2013) Clinical practice guidelines for the management of pain, agitation, and delirium in adult patients in the intensive care unit. Crit Care Med 41:263–306

27. Yoshitaka S, Egi M, Kanazawa T, Toda Y, Morita K (2014) The association of plasma gamma-aminobutyric acid concentration with postoperative delirium in critically ill patients. Crit Care Resusc 16:269–273

28. Saper CB, Chou TC, Scammell TE (2001) The sleep switch: hypothalamic control of sleep and wakefulness. Trends Neurosci 24:726–731

29. Wang ZH, Ni XL, Li JN et al (2014) Changes in plasma orexin-a levels in sevoflurane-remifentanil anesthesia in young and elderly patients undergoing elective lumbar surgery. Anesth Analg 118:818–822

30. Howland RH (2014) Suvorexant: a novel therapy for the treatment of insomnia. J Psychosoc Nurs Ment Health Serv 52:23–26

31. Reppert SM, Weaver DR (2002) Coordination of circadian timing in mammals. Nature 418:935–941

32. Saper CB, Fuller PM, Pedersen NP, Lu J, Scammell TE (2010) Sleep state switching. Neuron 68:1023–1042

33. Strecker RE, Morairty S, Thakkar MM et al (2000) Adenosinergic modulation of basal forebrain and preoptic/anterior hypothalamic neuronal activity in the control of behavioral state. Behav Brain Res 115:183–204

34. Pevet P, Challet E (2011) Melatonin: both master clock output and internal time-giver in the circadian clocks network. J Physiol Paris 105:170–182

35. Mihara T, Kikuchi T, Kamiya Y et al (2012) Day or night administration of ketamine and pentobarbital differentially affect circadian rhythms of pineal melatonin secretion and locomotor activity in rats. Anesth Analg 115:805–813

36. Xu Z, Dong Y, Culley DJ, Marcantonio ER, Crosby G, Tanzi RE, Zhang Y, Xie Z (2014) Age-dependent postoperative cognitive impairment and Alzheimer-related neuropathology in mice. Sci Rep 4:3766

37. Culley DJ, Baxter MG, Yukhananov R, Crosby G (2004) Long-term impairment of acquisition of a spatial memory task following isoflurane-nitrous oxide anesthesia in rats. Anesthesiology 100:309–314

38. Brambrink AM, Evers AS, Avidan MS, Farber NB, Smith DJ, Zhang X, Dissen GA, Creeley CE, Olney JW (2010) Isoflurane-induced neuroapoptosis in the neonatal rhesus macaque brain. Anesthesiology 112:834–841

39. Eichenbaum H, Dudchenko P, Wood E et al (1999) The hippocampus, memory, and place cells. Neuron 23:209–226

40. Cahill L, Babinsky R, Markowitsch R et al (1995) The amygdala and emotional memory. Nature 377:295–296

41. Rudolph U, Antkowiak B (2004) Molecular and neuronal substrate for general anesthetics. Nat Rev Neurosci 5:709–720

42. Uchimoto K, Miyazaki T, Kamiya Y et al (2014) Isoflurane impairs learning and hippocampal long-term potentiation via the saturation of synaptic plasticity. Anesthesiology 121: 302–310

43. Miyazaki T, Takase K, Nakajima W et al (2012) Disrupted cortical function underlies behavior

dysfunction due to social isolation. J Clin Invest 122:2690–2701

44. Ikonomidou C, Bosch F, Miksa M et al (1999) Blockade of NMDA receptors and apoptotic neurodegeneration in the developing brain. Science 283:70–74

45. Jevtovic-Todorovic V, Hartman RE, Izumi Y et al (2003) Early exposure to common anesthetic agents causes widespread neurodegeneration in the developing rat brain and persistent learning deficits. J Neurosci 23:876–882

46. Jevtovic-Todorovic V, Absalom AR, Blomgren K et al (2013) Anaesthetic neurotoxicity and neuroplasticity: an expert group report and statement based on the BJA Salzburg seminar. BJA 111:143–151

47. Paule MG, Li M, Allen RR et al (2011) Ketamine anesthesia during the first week of life can cause long-lasting cognitive deficits in rhesus monkeys. Neurotoxicol Teratol 33:220–230

48. Goyal L (2001) Cell death inhibition: keeping caspases in check. Cell 104:805–808

49. Pellegrini L, Bennis Y, Velly L et al (2014) Erythropoietin protects newborn rat against sevoflurane-induced neurotoxicity. Pediat Anesth 24:749–759

50. Lu LX, Yon JH, Carter LB et al (2006) General anesthesia activates BDNF-dependent neuro-apoptosis in the developing rat brain. Apoptosis 11:1603–1615

51. Yon JH, Carter LB, Reiter RJ et al (2006) Melatonin reduces the severity of anesthesia-induced apoptotic neurodegeneration in the developing rat brain. Nuerobiol Dis 21:522–530

52. Li Y, Zheg M, Chen W et al (2014) Dexmedetomidine reduces isoflurane-induced neuroapoptosis partly by preserving PI3K/Akt pathway in the hippocampus of neonatal rats. PLoS One 9(4):e93639

53. Yonamine R, Satoh Y, Kodama M et al (2013) Coadministration of hydrogen gas as part of the carrier gas mixture suppresses neuronal apoptosis and subsequent behavioral deficits caused by neonatal exposure to sevoflurane in mice. Anesthesiology 118:105–113

54. Takaenoki Y, Satoh Y, Araki Y et al (2014) Neonatal exposure to sevoflurane in mice causes deficits in maternal behavior later in adulthood. Anesthesiology 120:403–415

55. Koyama Y, Andoh T, Kamiya Y et al (2013) Bumetanide, an inhibitor of cation-chloride cotransporter isoform 1, inhibits gamma-aminobutyric acidergic excitatory actions and enhances sedative actions of midazolam in neonatal rats. Anesthesiology 119:1096–1108

56. Gagnon M, Bergeron MJ, Lavertu G et al (2013) Chloride extrusion enhancers as novel thera-peutics for neurological diseases. Nat Med 19:1524–1528

57. Moser EI, Krobert KA, Moser MB et al (1998) Impaired spatial learning after saturation of long-term potentiation. Science 281:2038–2042

58. Saab BJ, Maclean AJ, Kanisek M et al (2010) Short-term memory impairment after isoflurane in mice is prevented by the alfa5 gamma-aminobutyric acid type a receptor inverse agonist L-655,708. Anesthesiology 113:1061–1071

59. Martin LJ, Oh GH, Orser BA (2009) Etomidate targets alpha5 gamma-aminobutyric acid sub-type a receptors to regulate synaptic plasticity and memory blockade. Anesthesiology 111:1025–1035

60. Hauer D, Ratano P, Morena M et al (2011) Propofol enhances memory formation Vis an inter-action with the endocannabinoid system. Anesthesiology 114:1380–1388

61. Gagnon M, Siesjo BK (1992) Pathophysiology and treatment of focal cerebral ischemia. J Neurosurg 77:169–184

62. Dirnagi U, Iadecola C, Moskowitz MA (1999) Pathophysiology of ischemic stroke: an inte-grated view. Trends Neurosci 22:391–397

63. Xie Z, Culley DJ, Dong Y et al (2008) The common inhalation anesthetic isoflurane induces caspase activity and increases Abeta level in vivo. Ann Neurol 64:618–627

64. Lu Y, Wu X, Dong Y et al (2010) Anesthetic sevoflurane causes neurotoxicity differently in neonatal naïve and Alzheimer disease transgenic mice. Anesthesiology 112:1404–1416

第10章

术后谵妄和术后认知功能障碍的机制：麻醉药物以外的影响因素

Shusuke Sekine, Hiroyuki Uchino

摘　要

　　发生术后认知功能障碍(POCD)和术后谵妄(POD)的所有年龄段的成年患者，尤其是老年患者，在出现长期的认知问题方面，存在较高的风险。POCD和POD的发病机制是多因素的，其确切机制尚不清楚。与手术相关的组织损伤和全身损害会引起系统性反应，并伴有促炎细胞因子表达增加。这些促炎细胞因子(如IL-1β、IL-6、TNF-α)可导致外周和中枢神经系统(CNS)敏化并影响海马功能，导致行为异常，特别是记忆和认知功能损害。炎症反应最近被认为是影响POCD和POD发生的关键因素。

　　小胶质细胞对CNS中促炎细胞因子的产生起着关键作用。小胶质细胞的活化受到抗炎细胞因子(如IL-10、TGF-β、IL-4)的严格调控，以防止进入小胶质细胞活化和促炎细胞因子及活性氧(ROS)生成的恶性循环。衰老、慢性全身炎症、重复性应激和神经退行性疾病都与小胶质细胞的活化有关，并使小胶质细胞对继发性刺激或损伤更加敏感，而对负反馈调节产生抵抗。一旦脱离限制性控制，小胶质细胞会引起过度的炎症反应并对CNS产生有害影响，从而导致认知障碍、突触可塑性受损和神经退行性病变。

关键词　　POD；POCD；免疫应激；小胶质细胞；氧化应激

S. Sekine (✉) • H. Uchino
Department of Anesthesiology, Tokyo Medical University,
6-7-1 Nishishinjuku, Shinjuku-ku, Tokyo 160-0023, Japan
e-mail: shus@tokyo-med.ac.jp

10.1　引言

一些患者在手术后可能出现认知功能减退或谵妄。术后谵妄(POD)和术后认知功能障碍(POCD)可导致日常活动(ADL)能力减弱,增加发病率及死亡率,延长住院时间,增加出院后再入院率。经证实,谵妄与长期认知功能损害和痴呆之间存在关联,即使从POD 和 POCD 初步恢复之后也是如此。此外,患者术后精神状态发生急性改变的机制尚不清楚。预防或治疗谵妄和认知障碍的新方法也在探寻中。

动物和人类研究的结果表明,谵妄的神经炎症发病机制和由此导致的长期脑损害与危重疾病和手术损伤相关。

在本章中,我们回顾了动物和人类的研究结果,并根据这些数据提出了有助于避免POD 和 POCD 长期后遗症的假说。

10.2　POCD 的危险因素

术后认知功能障碍的国际研究(ISPOCD)发现,高龄、全身麻醉持续时间、较低的教育水平和围术期并发症(二次手术、术后感染和呼吸系统并发症)是早期 POCD(术后 1周内)的危险因素,而只有年龄是长期 POCD(手术 3 个月后)的危险因素。另一方面,麻醉深度、缺氧、低血压在任何时候都不是 POCD 的显著危险因素[1]。

Monk 等通过多元逻辑回归分析发现,长期 POCD 包括 4 个独立的危险因素,其分别是:高龄、低教育水平、无后遗症的既往脑卒中史和出院时 POCD[2]。在一些研究中,术前轻度认知障碍(MCI)和酒精依赖史也被认为是 POCD 的危险因素。

另一项回顾性队列分析显示,手术可能对术前诊断为 MCI 的患者的注意力或专注力认知领域产生负面影响[3]。他们认为 POCD 和 MCI 之间存在相关性。在一项阿尔茨海默病(AD)研究中已经证实,在没有明显老年斑增加的情况下,MCI 通常是 AD 发病前的一个过渡期。在与同龄对照组相比时,MCI 组患者表现出小胶质细胞活化和显著的氧化失衡,大脑(包括海马区)中出现总蛋白过氧化反应升高和特异的氧化修饰蛋白,抗氧化酶(如超氧化物歧化酶、谷胱甘肽过氧化物酶和谷胱甘肽)的活性降低。这些事实强烈提示,氧化失衡出现在 AD 的非常早期阶段(即 MCI 阶段),而氧化失衡与 POCD 之间同样也有很强的联系[4]。

Hudetz 等报道,55 岁及以上有酒精依赖史且需住院解毒治疗的患者在经历体外循环(CPB)下心脏手术后,POCD 的发病率及其严重程度显著增加[5]。

另外一些神经心理学和影像学研究表明,没有明显神经症状的慢性酒精依赖患者,其中前额叶和左背外侧前额叶皮层已发生功能障碍。因此,有酒精依赖史的患者,即使术前没有明显的神经系统异常,在心脏手术后仍可能出现神经认知功能受损。

Morimoto 等认为,在 65 岁以上择期腹部手术的患者中,年龄较大和术前区域脑氧饱和度(rSO₂)较低是术后谵妄的重要危险因素[6]。

　　Ming-hua Chen 等通过磁共振成像(MRI)扫描拟行胃肠道手术的老年患者术前的海马体积，结果表明 POCD 组的海马体积明显小于非 POCD 组。因此，海马退化可能与POCD 有关[7]。

　　谵妄的病因通常被认为是多因素的(表 10.1)。由于危险因素因干预类型和特定患者的不同而差异很大，多种尝试均未能建立统一的 POD 危险量表。此外，在心血管和整形外科手术中已经开发出这样的量表，但不足以代表普通外科和急诊手术。Ansaloni 等对老年普通外科手术患者发生 POD 的情况进行了评估，并分析了与 POD 发生相关的危险因素[8]。谵妄可以看作是易感因素(认知功能下降、功能状态受损、感觉障碍、既往并存疾病、精神药物)和与病情相关的诱发因素(某些药物、原发神经系统疾病、并存疾病、手术、入住 ICU、身体约束和留置尿管)之间复杂的相互作用的结果[9]。

10.3　POCD 的发病机制

　　如上所述,POCD 的发生与多种因素有关,其病因非常复杂。POCD 的发病机制不可能仅仅和特定的麻醉药物的种类、剂量和代谢相关。已有大量研究报道,不仅心脏外科手术,多种外科手术均与 POCD 的发生存在关联。

　　心脏手术患者术后神经功能退化是很常见的,特别是在使用体外循环时。CPB 期间灌注压力的降低将导致氧供减少,使患者面临脑缺血的危险。主动脉插管或 CPB 脱机时的空气或微粒栓塞,特别是在快速复温期间,可能产生局灶性神经损害和神经精神并发症。CPB 还引起全身炎症反应,可能进一步导致神经损伤。这种全身炎症反应可能由手术创伤、血液接触体外循环管路以及停止体外循环后肺再灌注损伤引起。POCD 的发病机制尚不清楚[5]。不过,一些研究表明,手术对老年动物海马记忆功能的损害要比年轻动物大得多。这种现象在多种外科手术中被证实,包括开腹探查术、胫骨骨折固定手术和

表 10.1　老年普通外科手术患者术后谵妄的相关危险因素
年龄>75 岁
合并症
术前轻度认知功能障碍
术前功能状态差
术前营养状态差
术前有精神症状
血糖控制异常
二次手术
术后护理不佳

肝部分切除术。重要的是,海马记忆功能被证明主要受手术操作以及伴随的神经炎症反应的影响,而不仅是手术期间使用的麻醉药物的影响[10]。许多研究均未能证实 POCD 的发病机制取决于特定麻醉药物的种类、剂量或代谢。

中枢神经系统(CNS)因缺乏免疫细胞反应,曾被视为免疫赦免区域,但目前认为这一观点并不完全正确。有假说认为,手术和麻醉应激会诱发炎症反应,多种促炎细胞因子[如 IL-1β、IL-6、IL-8、肿瘤坏死因子 α(TNF-α)]会首先从手术区域被释放出来。手术部位释放的细胞因子通过脑脊液(CSF)侵入大脑,并激活大脑中的小胶质细胞。事实上,已有临床研究报道,手术后 CSF 中细胞因子的水平会升高。

小胶质细胞是大脑防御网络的主要细胞角色,被视为整个大脑实质面对伤害性刺激时的主要反应者。它们对不良刺激(包括炎症和应激)的反应主要是为了消除病原体(病毒、细菌)、吞噬病原体和细胞碎片。其功能是组织修复和创伤愈合,以保持大脑健康[11]。

最近的一项研究显示,小胶质细胞也参与神经网络的形成,通过与神经元的直接相互作用或分泌细胞因子等活性肽,促进神经元活动和突触可塑性。突触的形成/消除也是一种与学习记忆过程相关的动态现象。值得注意的是,小胶质细胞在成年期突触的维持或消除中起积极作用,并可引导海马的神经发生。

创伤或应激可激活小胶质细胞,导致明显的形态学和分泌分子谱改变,从而影响神经元的可塑性,并最终导致行为改变。这种现象甚至在手术后也会发生。

慢性系统性炎症反应还通过释放包括 IL-1β 在内的促炎介质持续激活小胶质细胞而与神经炎症产生关联。由于年龄依赖性的溶酶体和线粒体系统功能失调允许活性氧(ROS)过度生成,从而使敏感化的小胶质细胞可以在大脑中产生过度的炎症反应。细胞内 ROS 增加后进一步激活氧化还原反应敏感性转录因子,包括核因子活化 B 细胞轻链增强因子 κ(NF-κB),继而引起过度的炎症反应。小胶质细胞的炎性表型与重复社交失败(RSD)模型中焦虑样行为的发生相对应。此外,小胶质细胞改变与行为障碍相关,例如米诺环素、丙咪嗪和 IL-1R1 拮抗剂可阻止小胶质细胞改变并减轻抑郁样行为。具体而言,有报道指出 IL-1R1^{KO} 小鼠和经 IL-1R1 拮抗剂治疗的小鼠可以抵抗应激诱发的抑郁样行为,从而证实 IL-1β 的确与行为障碍相关[11]。这些结果支持 ROS 和炎症现象与 POCD 发病机制有关的假说[12,13]。

POCD 影响多种认知领域,如记忆、信息处理和执行功能。学习和记忆过程在很大程度上依赖海马体,而这个大脑区域表达的 IL-1 受体的密度最高,使其容易受到神经炎症的不利影响。IL-1β 和其他细胞因子(如 TNF-α 和 IL-6 等)之间的协同作用,可加重这种认知障碍。CNS 中高水平的 IL-6 表达还抑制记忆形成和学习功能,导致神经退行性病变,从而加剧认知损害。

同样,给予脂多糖(LPS)或手术创伤不仅引起全身细胞因子水平增加,还可诱导海马细胞因子 mRNA 表达和小胶质细胞活化,导致海马依赖性记忆损害。手术后海马依赖性记忆损害在随后的小鼠模型中也得到证实[14-17]。此外，手术前的亚临床感染可能使免疫系统敏化，加重 POCD 的严重程度[16]。例如，在老年大鼠模型中，术前肺部感染可影响手术诱导的神经炎症和 POCD。在全身麻醉下行腹部手术和颈静脉导管置入术的大鼠，术前存在支原体感染者与健康者相比表现出更广泛的和更严重的术后认知障碍，且全身细胞因子水平升高持续时间延长，海马的小胶质细胞活化增加。这些研究结果支持了全身麻醉行手术前存在的感染会加重 POCD 的假设[18]。

此外，酮洛芬[一种非甾体抗炎药（NSAID）]或吗啡可降低腹腔镜手术术后疼痛评分。酮洛芬还可以逆转开腹手术引起的空间记忆能力下降，而对自主活动和运动能力无任何影响。这些结果表明，使用酮洛芬进行有效的术后疼痛管理和抗炎有利于预防老年患者 POCD 的发生[19]。

10.3.1　衰老对血-脑脊液屏障的影响

据文献报道，血-脑脊液屏障（BBB）的破坏不仅出现在脑血管疾病中，而且越来越多地出现在衰老、炎症状态和神经退行性疾病中。到目前为止，这些证据主要表明各种痴呆类型与血-脑脊液屏障破坏之间存在关联。

在大脑老化过程中 BBB 功能障碍至少在一定程度上是白质病变等病理改变的原因，而这些病变又与渐进性认知功能衰退有关。在最近的一篇综述中，Farrall 和 Wardlaw 对健康人 BBB 通透性随着年龄增长而增加的现象进行了广泛讨论[20]。不同的研究表明，与健康年轻人相比，健康老年人通过 BBB 渗透的白蛋白明显更高，这些结果已被大脑成像（CT、MRI、PET-CT）研究所证实。

在老年啮齿类动物模型中已发现，在脑内参与认知的脑区（如海马区）发生了 BBB 的形态学改变和内源性白蛋白和 IgG 向脑实质的渗漏。衰老加速易感小鼠品系 8（SAMP8）表现出与年龄相关的学习和记忆缺陷，在其他病理特征尚未出现之前，该品系小鼠在早期即表现为氧化应激增加。超氧化物歧化酶、谷胱甘肽过氧化物酶水平降低可能是造成这种改变的原因。在 SAMP8 小鼠的大脑中，淀粉样前体蛋白（APP）表达随着年龄增长而增加，但无斑块形成。这些结果表明，大脑实质中的氧化应激反应可能通过细胞死亡、神经胶质细胞增生及信号通路变化引起 BBB 的改变。此外，在表现出短期记忆损害的老年 Wistar 大鼠中发现 BBB 的渗漏与小胶质细胞的激活有关。小胶质细胞激活可能是神经元以及神经胶质细胞和内皮细胞氧化损伤的来源。BBB 的渗漏可通过使异常分子进入脑实质而诱导小胶质细胞激活，而小胶质细胞释放的自由基可能进一步改变 BBB，形成恶性循环。此外，神经免疫因子进入大脑的通路也随着衰老而改变。

此外，在老年 SAMP8 小鼠的一些脑区中发现 TNF-α 的转运增加，其增加幅度已超出 BBB 的自身调节范围，提示随着年龄的增长 TNF-α 能够更有效地穿越 BBB。相反，神经营养因子类多肽能逆转这一改变，提示在衰老过程中，神经营养因子可能会影响和保护 BBB 水平的蛋白质表达。

大脑老化的另一影响是星形胶质细胞中铁的累积。过量的铁会产生自由基并伤害细胞。因此,血管周围星形胶质细胞中铁的增加可能与衰老引起的 BBB 改变有关,它会使 BBB 的通透性增加[20]。

10.3.2 衰老过程可对小胶质细胞起启动作用,并在继发性刺激时起触发作用

海马体的小胶质细胞密度特别大,其对语境和空间学习、感知、导航和情景记忆至关重要。研究表明,与其他脑区相比,在受到外部免疫攻击后海马体表现出更高、更快的促炎因子表达[10]。

正常的衰老可增强免疫攻击引起的神经炎症反应。大多数研究表明,老年动物的免疫刺激会引起脑细胞因子反应过度,导致长期记忆功能损害[10]。

在动物和人类脑组织中进行的观察研究表明,小胶质细胞的活性会随着年龄增长变得过度活跃,衰老会导致细胞因子在随后的刺激中过度产生,尽管这些刺激并不强烈。此外,与同龄假手术对照组相比,各种外科手术可使老年动物海马中 IL-1β 的表达增加长达数天。而接受相同手术的年轻成年动物与同龄假手术对照组相比,IL-1β 表达水平无明显差异。外周炎症对大脑的影响在慢性神经退行性病变动物中最为明显,并且其影响随着年龄增长而增加。这些结果表明,随着年龄的增长,慢性神经退行性病变使小胶质细胞对后续的免疫攻击更加敏感并且过度激活。

与年龄对小胶质细胞因子表达谱的影响相似,在人类、啮齿类动物、犬科动物和非人灵长类动物的老龄大脑中,包括 MHCⅡ 和补体受体 3(CD11b)在内的炎性标志物表达增加。这些标志物中有许多专门出现在老龄大脑的小胶质细胞中,包括 MHCⅡ[17]。

老年人的免疫刺激导致小胶质细胞产生过量的促炎细胞因子。例如,用米诺环素(一种抗炎剂和小胶质细胞抑制剂)预处理,可以减弱脂多糖诱导的 TLR2 、IL-1β、IL-6 的扩增,降低炎症相关的吲哚胺 2,3-双氧化酶(IDO)的表达,从而减少老年小鼠海马中的 5-羟色胺的产生。

促炎细胞因子可激活 IDO。结果 5-羟色胺的分泌量将减少。促炎细胞因子还会激活 5-羟色胺转运体,同样导致 5-羟色胺缺乏。5-羟色胺的缺乏会加重抑郁症。

此外,最近的一项研究显示,MHCⅡ 阳性小胶质细胞是腹腔注射 LPS 后 IL-1β 水平显著增加的主要原因。在这项研究中,LPS 处理组的老年小鼠 MHCⅡ 阳性小胶质细胞分泌表达 IL-1β 水平明显增加。此外,对于老龄小鼠小胶质细胞的进一步分析表明,95% 的 MHCⅡ 阳性小胶质细胞是 IL-1β 阳性的。MHCⅡ 被认为是小胶质细胞活化的标志物。由于这个原因,这些数据支持这样的假设,即活化的 MHCⅡ 阳性小胶质细胞对免疫攻击具有高度敏感性,并提供了增强的神经炎症与小胶质细胞之间的直接联系,特别是在老年人群中。

与 MHCⅡ 相似,CD68 被普遍认为是小胶质细胞活化的标志。在一份尸检病例对照

研究中，老年脓毒症患者小胶质细胞中 CD68 的表达增加。这一增加伴随着大脑灰质中变形虫样小胶质细胞数量的增加，表明在全身炎症反应期间人类大脑组织的免疫反应增强。大脑灰质中除去分化的形态学改变与小胶质细胞活化可相提并论。

小胶质细胞的反应通常被严格调控，以防止有害影响。然而，这种炎症反应有可能自我放大。一旦小胶质细胞从严格控制中逃脱，它们的防御功能可能转化为神经毒性。全身炎症会在大脑中引起自我推进的神经炎症反应，并可持续数月。炎症反应释放入循环的细胞因子可以通过 BBB 激活静息的小胶质细胞，或引起已活化小胶质细胞产生过度的炎症反应[21]。最终，这种炎症反应可能导致认知功能障碍甚至痴呆。这些结果表明，与年轻动物模型相比，中枢或外周刺激后老龄动物模型的神经炎症更重，持续时间更长。

反复应激暴露会导致神经内分泌和神经免疫功能失调，增加神经炎症反应，对认知和行为产生负面影响。多个老年动物模型提示衰老引起小胶质细胞反应的变化。细胞因子反应过度或持续时间过长与认知、行为和生理并发症有关，这些并发症被解释为对宿主肌体的不适应[17]。在啮齿类动物模型和临床研究中均已证实，慢性低度炎症会加重术后（神经）炎症反应和术后认知损害。衰老与反复应激暴露（如慢性炎性疾病、许多机会致病微生物、慢性疼痛）具有很强的关联性。长期应激暴露会导致神经炎症信号增强，小胶质细胞在形态学上发生明显变化并被激活，这可能导致情绪和认知功能障碍的神经生物学改变。神经炎症与术后情绪和认知障碍功能有关。

10.3.3　乙酰胆碱可抑制促炎细胞因子的释放，迷走神经刺激可抑制全身炎症反应

全身感染和抗胆碱药物治疗是公认的谵妄危险因素。试验研究结果表明，慢性低剂量 LPS 注入大鼠体内可产生广泛的神经炎症并显著降低皮层胆碱乙酰转移酶活性，而后者是胆碱能完整性的标志。迷走神经刺激可抑制全身炎症，乙酰胆碱可抑制人类内毒素刺激巨噬细胞中促炎细胞因子 TNF-α、IL-1 和 IL-6 的释放。尽管这些抗炎作用的机制尚不明确，但脾脏在其中起主要作用的观点已被提出，因为脾切除术已被证实可以防止迷走神经刺激的抗炎作用。这些实验为胆碱能抗炎通路的想法奠定了基础，即大脑通过迷走神经感知并调节全身炎症反应。与在外周组织中发现的类似，乙酰胆碱似乎也在控制大脑炎症中发挥作用。在体外实验中发现，小胶质细胞表达烟碱受体，这些胆碱能受体的激活可减弱促炎反应[22]。这些结果提示，迷走神经刺激和乙酰胆碱可能抑制小胶质活化并预防 POCD 和 POD 的发生。

10.3.4　在炎症状态下，去甲肾上腺素通路可影响小胶质细胞的运动和形态

小胶质细胞表达 α1、α2、β1 和 β2 肾上腺素能受体。此外，起源于蓝斑核（LC）的去甲肾上腺素能神经元投射的几个脑区可表现为 RSD 诱导的小胶质细胞激活。事实上，用 β 肾上腺素能受体拮抗剂普萘洛尔预处理可减少应激反应脑区的神经元和小胶质细胞

激活,并防止焦虑的发生。另有报道显示,单独中枢给予 β 肾上腺素能受体激动剂可引起促炎细胞因子的产生。此外,去除 LC 的去甲肾上腺素神经投射可减少应激诱导的 IL-1β 产生。这些结果表明,中枢去甲肾上腺素能反应对通过应激诱导的小胶质细胞激活的神经炎症信号起重要作用[11]。

10.3.5   "小胶质细胞老化"的概念

这一概念是基于这样一个事实,即致敏的小胶质细胞是加速认知衰退的关键因素,而认知衰退是大脑老化的主要标志。另一方面,海马中促炎细胞因子的长期升高会引起记忆障碍[10]。炎症诱发氧化应激和 DNA 损伤,会导致包括巨噬细胞和小胶质细胞在内的多种细胞产生过量的活性氧(ROS)。氧化应激损伤的细胞不断产生大量的炎症介质,进而促进小胶质细胞老化。

小胶质细胞是存在于大脑中的单核吞噬细胞,它们可被慢性或病理性因素激活以影响神经环境。越来越多的证据表明,活化的小胶质细胞在衰老和缺氧的情况下会产生过多的 ROS,导致 NF-κB 依赖性的促炎介质(包括 IL-1β、TNF-α 和 IL-6)过度产生。此外,活化的小胶质细胞介导的神经炎症与阿尔茨海默病(AD)的发病机制密切相关,活化的小胶质细胞可触发神经炎症反应,导致神经元损伤和 β 淀粉样蛋白(Aβ)沉积。认知功能衰退是 AD 的主要症状之一。POD、POCD 和 AD 之间可能存在相似之处。众所周知,伴有 AD 的中枢神经功能紊乱可能增加 POCD 发生的风险[23]。已知向小鼠侧脑室注射 Aβ 可建立 AD 的动物模型,据报道该模型可导致学习和记忆障碍、胆碱乙酰转移酶活性降低以及长时程增强(LTP)诱导的抑制。AD 的临床症状可以分为核心症状和痴呆的行为心理症状(BPSD)。核心症状包括认知功能障碍,BPSD 包括兴奋、攻击性、幻觉、妄想、冷漠、不感兴趣、焦虑和抑郁。认知功能障碍和 BPSD 被认为与大脑神经功能和神经病理学异常有关。在术后患者中观察到的 BPSD 样行为与 POD 症状相似。此外,Aβ 不仅引起细胞外谷氨酸浓度增加,还抑制星形胶质细胞对谷氨酸的摄取。促炎介质(如 IL-1β)也可严重影响谷氨酸转运,进一步加重病情。结果,细胞外谷氨酸浓度过高会导致谷氨酸兴奋性毒性,这是神经元凋亡的最终共同途径,并可在许多病理过程(如脑卒中、脑缺血和颞叶癫痫)中观察到。众所周知,谷氨酸通过两种不同的途径对培养的神经元细胞产生毒性作用,这两种途径都会导致自由基的产生。经典的途径即兴奋性毒性,通过激活 NMDA 和非 NMDA 谷氨酸受体引起钙离子流入细胞内而发挥作用。Kawakami 等证实,在硫胺素缺乏(TD)大鼠大脑中发现细胞外谷氨酸水平升高和神经元及星形胶质细胞变性,并发现传统的中草药 TJ-54 不仅抑制 TD 引起的细胞外谷氨酸水平增加,还可以减缓大脑易受损脑区的神经元细胞和星形胶质细胞变性。TD 大鼠和小鼠存在焦虑、抑郁、自杀、攻击和惊吓反应等 BPSD 样行为以及学习和记忆障碍。钩藤是 TJ-54 的合成草药,研究表明其对 NMDA 诱导的大鼠海马神经元的兴奋性毒性具有保护作用,对 NMDA 诱导的皮层神经元电流具有阻断作用。TJ-54 可与 NMDA 受体中谷氨酸和甘氨酸的识别位点紧密结合，进而防止谷氨酸诱导的细胞死亡[24]。

谷氨酸刺激 NMDA 受体引起细胞内钙离子超载和神经元 NOS 激活，导致 NO 过度产生、ROS 形成和脂质过氧化，诱导神经元死亡。IL-6 暴露也显著增加细胞内钙离子浓度，使神经元对兴奋性刺激更加敏感。另一方面，抗炎药物可以改善 AD 患者的认知功能。此外，目前也普遍认为慢性全身炎症可以改变大脑的神经炎症。一项临床研究证实了类风湿性关节炎（RA）和牙周炎对 AD 的影响。最近的实验研究也阐明了炎症信号从慢性全身炎症到大脑和小胶质细胞活化的通路。衰老也与全身和中枢炎症标志物的慢性低水平增加有关。这些结果表明，生活中的免疫应激和慢性低度炎症会导致肌体和大脑的免疫环境发生与年龄相关的改变。慢性炎症疾病、感染和身体创伤等生活事件可能加剧神经炎症对手术的反应，可能与 POCD 的易感性有关。因此，术前抑郁、代谢综合征和二次手术干预会增加 POCD 的风险[8]。

10.3.6　老龄大脑中小胶质细胞的调节受损

小胶质细胞活化随着年龄增长而增强的原因可能与一些关键调控系统的损伤有关，从而使小胶质细胞活化调控更加困难。小胶质细胞的激活受 IL-10、TGF-β 和 IL-4 等抗炎性细胞因子严格监管，但这些抗炎因子在大脑中的含量随年龄的增长而减少（图 10.1）。老龄大脑中活化的小胶质细胞对抗炎刺激具有耐受性。

IL-10 是一个有效的可以调节 IL-1β 的产生和减少炎症反应的抗炎细胞因子。然而，稳态条件下老年啮齿类动物脑内 IL-10 含量减少。

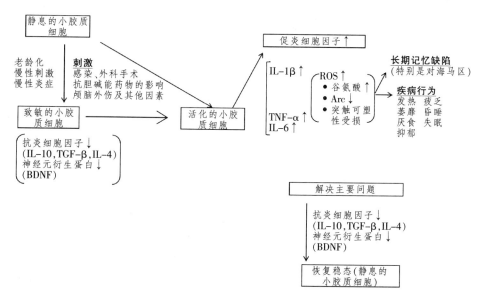

图 10.1　POCD 的小胶质细胞假说。活化的小胶质细胞会引起过度和延长的神经炎症反应，这与长期记忆缺陷有关。这种放大反应是海马区特有的。应激事件和生活事件刺激静息的小胶质细胞，进而增加致敏的小胶质细胞数量。小胶质细胞为后续的炎症攻击做准备。抗炎细胞因子和神经源性蛋白可以调节和灭活小胶质细胞的活性，但这些因子在老龄大脑中减少。

TGF-β 可增加趋化因子受体表达，并降低 LPS 刺激下的 BV2 小胶质细胞系中的 IL-1β mRNA 表达水平。BV2 小胶质细胞系已经通过离体模型建立了十多年，主要用于进行神经炎症反应的研究。趋化因子对保持小胶质细胞功能可塑性非常重要。配体或受体的减少均会导致小胶质细胞被激活。在成年小鼠中，注射 LPS 24 小时后脑内 TGF-β mRNA 表达增加，但在老龄小鼠中并未检测到这种增加。在炎症刺激后缺乏 TGF-β mRNA 的调控作用可能与老年小鼠中报道的小胶质细胞激活延长有关。

IL-4 是另一种受年龄因素影响的抗炎细胞因子。现已证实 IL-4 随年龄增加而减少。在动物模型中，随着年龄的增长，肌体对 IL-4 的敏感性也降低。在 IL-4 的作用下，成年小鼠的小胶质细胞在表型上转变为具有抗神经炎症反应作用的活化 M2 状态。而老年小鼠的小胶质细胞保留了经典活化的 M1 表型，即使在 IL-4 存在的情况下也会导致炎症。IL-4 作用于海马可成功修复老龄大鼠的 LTP，提示 IL-4 通过降低 CNS 的炎症反应来调节 CNS 环境并维持 LTP 的重要作用。在老年脑中，IL-4 水平降低或对 IL-4 的敏感性降低均会损害大脑，降低炎症反应的能力。这可能很重要，因为 IL-4 在维持记忆和学习功能、创伤后 CNS 损伤修复过程中起着重要作用，而且还会影响小胶质细胞活性的调节。

综上所述，随着年龄的增长，IL-10、TGF-β 和 IL-4 信号通路的缺陷可能导致调节和灭活小胶质细胞的能力下降，而调节和灭活小胶质细胞有助于降低炎症反应、调节 CNS 环境并维持学习和记忆功能[17]。

10.4 线粒体功能障碍对神经元损伤的影响

线粒体功能障碍导致生物能量受损，5'-三磷酸腺苷（ATP）生成减少、钙稳态失衡，自由基产生增加以及氧化应激。它还涉及神经发育、突触发生、突触发育和可塑性。在小胶质细胞中，线粒体功能障碍引起 ROS 产生过量，导致氧化还原失衡，刺激促炎基因转录和细胞因子（如 IL-1、IL-6 和 TNF-α）的释放，进而诱导神经炎症反应。ROS 是神经炎症级联反应的一部分，在 LTP、认知功能、疾病行为以及其他神经功能的年龄相关性退化中发挥重要作用。另一方面，一些研究表明，膳食补充富含抗氧化剂的食物可能是缓解与年龄相关的神经炎症性认知功能障碍的有效方法。维持抗氧化水平和控制 ROS 活性至关重要。例如，神经炎症长期的氧化应激可导致 Aβ 积累和 Tau 蛋白磷酸化，从而诱发 AD 患者的神经毒性和认知功能障碍。炎症细胞介导的 TNF-α 的过度生成被认为是 RA 患者 ROS 释放增加的主要原因，因为 TNF-α 不仅可引起细胞损伤，而且抑制抗氧化剂，如超氧化物歧化酶 1（SOD1）和 SOD3 的活性[4]。大量研究表明，牙龈沟液中 ROS 水平过高以及抗氧化剂水平降低。进一步的证据表明，动物模型中脂质过氧化、过氧化氢和氧化性 DNA 损伤水平较高。因此，在全身炎症状态下 ROS 可以促进氧化损伤、调节细胞内外的氧化还原状态，干扰蛋白水解酶的激活，进而导致神经毒性和认知功能障碍。

应激（包括系统性损伤或遗传缺陷）可导致线粒体功能障碍，从而导致氧化应激增加和(或)钙稳态改变。突触内谷氨酸过量导致细胞质内钙离子超载，使钙依赖酶过度激活和线粒体钙离子超载，导致细胞骨架溶解、蛋白质畸形、ATP 生成减少、氧自由基生成增加。不同的刺激(如缺氧、缺血、癫痫发作和低血糖等)均能激活这一途径。这些过程可导致神经元细胞萎缩或死亡，可能与神经炎症引起的认知功能障碍有关。

10.5　POCD 的预防

如前文所述，神经炎症与 POCD 有关，故可以推测调节炎症有助于预防和治疗 POCD。外周大肠杆菌感染或腹部手术前给予 IL-1 受体拮抗剂(IL-1RA)可以预防大肠杆菌和手术介导的细胞骨架相关蛋白(Arc)活性依赖性的抑制、IL-6 的增加、海马中 IL-1β 的增加和持久的长期记忆(LTM)损害。这些结果表明，预防神经炎症后的级联反应，特别是在老年大脑中，可能降低应激刺激后原本不受限制的炎症反应的有害影响。

Chapman 等也对 IL-1RA 的作用进行了研究。他们发现在外周大肠杆菌注射时单次中枢给予 IL-1RA，在海马 1 区可以抑制年龄相关的感染诱导的 LTP 晚期 θ 波暴发损伤。在非麻醉清醒动物的海马区中可观察到 θ 波[10]。与这些发现一致，Abraham 和 Johnson 报道了中枢给予 IL-1RA 可阻断 LPS 诱导的老龄小鼠疾病行为[10]。这些研究提供的证据表明，老年动物在受到免疫攻击后，海马小胶质细胞表型改变和过度的促炎细胞因子反应在它们的认知健康中起重要作用。

因此，控制小胶质细胞激活状态的药物在干预老年和术后人群的神经炎性记忆损害方面可能具有相当大的前景。

米诺环素是第二代半合成四环素衍生物，在脑卒中、脑外伤、脊髓损伤等多种动物模型和神经退行性病变动物模型中被公认具有抗炎、神经保护和抗凋亡作用。此外，米诺环素还可降低低血糖性脑损伤后小胶质细胞活化和空间学习记忆障碍，削弱与年龄相关的海马 IL-1β 的增加，同时部分恢复 LTP 的缺失。用米诺环素对老年动物进行预处理降低了海马对 LPS 的促炎反应。此外，米诺环素也被证实能有效改善手术诱导和异氟烷诱导的老龄啮齿类动物的记忆功能障碍。这些作用被认为是通过抑制小胶质细胞活化和调节细胞因子的表达而产生的[25]。

金刚烷胺已被发现具有明显的神经保护作用。细胞培养研究显示，其保护作用的机制之一是增强神经胶质细胞源性神经营养因子(GDNF)的产生。GDNF 是转化生长因子 β (Transforming Growth Factor-beta，TGF-β)超级家族中的一个克隆成员，可以抑制小胶质细胞激活和神经炎症。随着年龄增长的 TGF-β 缺失和 IL-10 的信号通路障碍，可能导致肌体灭活小胶质细胞能力降低[17]。金刚烷胺可减轻手术诱导的学习和记忆功能障碍。GDNF 可阻断手术引起的认知功能障碍。一些研究显示，海马区中 IL-1β 的水平升高，可降低海马中的脑源性神经营养因子(BDNF)mRNA 的表达，导致海马依赖性的记忆缺失。相反，在海马区内给予 IL-1RA 不仅可以阻止 BDNF 的 mRNA 表达下调，还可以预防免疫攻击引起的记忆损害[10]。

金刚烷胺可抑制手术诱导的海马中的钙离子结合衔接分子 1 (Iba-1)(小胶质细胞标志物)、IL-1β 和 IL-6 的表达,以及抑制海马小胶质细胞细胞核中 NF-κB 组件 p65 的易位。相反,抗 GDNF 抗体可抑制金刚烷胺对术后学习、记忆功能障碍的保护作用。手术引起神经炎症,而金刚烷胺可增加大脑中的 GDNF 从而降低了手术的不利影响。GDNF 可减少小胶质细胞生成的炎性细胞因子,抗 GDNF 抗体可逆转金刚烷胺对手术诱导的认知功能障碍的保护作用。因此,我们认为在动物模型中金刚烷胺可通过增加 GDNF 和调节神经炎症,减轻手术引起的神经炎症和认知功能障碍,有助于预防 POD 和 POCD 的发生[26]。

近年来,许多关于老年动物的研究报道了体育锻炼对海马神经发生和海马记忆表现的显著影响。跑步可以恢复海马的突触前密度和神经发生,优化海马内神经元连接,逆转海马依赖性的位置识别任务中的年龄相关性记忆损害。体育锻炼已被广泛证明可以有效增加海马的 BDNF mRNA 和蛋白水平,并减少 IL-1β 产生。鉴于 BDNF 在学习和记忆过程中的重要作用,运动诱导的 BDNF 对老年动物的影响引起了研究者极大的兴趣。此外,老年大鼠少量的自发性运动是防止大肠杆菌诱导的 BDNF 钝化、神经炎症反应和长期记忆障碍的有效干预措施。运动还被证明可以调节小胶质细胞的激活状态,并阻止海马小胶质细胞的启动,这对减少神经炎症反应具有重要意义。最近的研究表明,这种保护作用可能通过运动诱导海马糖皮质激素受体(GR)的下调来实现。此外,在 AD 小鼠模型中发现,经过 6 个月的自主轮式运动后,小鼠 BDNF 和神经保护及可塑性相关标志物的表达水平升高。这一运动量也与激活抗氧化信号通路有关,可防止认知衰退和痴呆样行为。大量证据支持,运动对慢性神经炎症老年人群海马功能和认知健康的有益作用。即使在重症监护病房,体育锻炼也是防止谵妄的唯一方法。这种机制同样适用于术后阶段。

(姜雅各 译　林育南 校)

参考文献

1. Moller JT, Cluitmans P, Rasmussen LS et al (1998) Long-term postoperative cognitive dysfunction in the elderly ISPOCD1 study. ISPOCD investigators. International study of postoperative cognitive dysfunction. Lancet 21:857–861

2. Monk TG, Weldon BC, Garvan CW et al (2008) Predictors of cognitive dysfunction after major noncardiac surgery. Anesthesiology 108:18–30

3. Bekker A, Lee C, de Santi S et al (2010) Does mild cognitive impairment increase the risk of developing postoperative cognitive dysfunction? Am J Surg 199:782–788

4. Wu Z, Yu J, Zhu A et al (2016) Nutrients, microglia aging, and brain aging. Oxidative Med Cell Longev 2016:7498528. doi:10.1155/2016/7498528

5. Hudetz JA, Patterson KM, Byrne AJ et al (2009) A history of alcohol dependence increases the incidence and severity of postoperative cognitive dysfunction in cardiac surgical patients. Int J Environ Res Public Health 6:2725–2739

6. Morimoto Y, Yoshimura M, Utada K et al (2009) Prediction of postoperative delirium after

abdominal surgery in the elderly. J Anesth 23:51–56

7. Chen MH, Liao Y, Rong PF et al (2013) Hippocampal volume reduction in elderly patients at risk for postoperative cognitive dysfunction. J Anesth 27:487–492

8. Ansaloni L, Catena F, Chattat R et al (2010) Risk factors and incidence of postoperative delirium in elderly patients after elective and emergency surgery. Br J Surg 97:273–280

9. Ganai S, Lee KF, Merrill A et al (2007) Adverse outcomes of geriatric patients undergoing abdominal surgery who are at high risk for delirium. Arch Surg 142:1072–1078

10. Barrientos RM, Kitt MM, Watkins LR et al (2015) Neuroinflammation in the normal aging hippocampus. Neuroscience 309:84–99

11. Delpech JC, Madore C, Nadjar A et al (2015) Microglia in neuronal plasticity: influence of stress. Neuropharmacology 96:19–28

12. Buvanendran A, Kroin JS, Berger RA et al (2006) Upregulation of prostaglandin E2 and interleukins in the central nervous system and peripheral tissue during and after surgery in humans. Anesthesiology 104:403–410

13. Peng L, Xu L, Ouyang W (2013) Role of peripheral inflammatory markers in postoperative cognitive dysfunction (POCD): a meta-analysis. PLoS One 8:e79624

14. Terrando N, Rei FA, Vizcaychipi M et al (2010) The impact of IL-1 modulation on the development of lipopolysaccharide-induced cognitive dysfunction. Crit Care 14:R88

15. Cibelli M, Fidalgo AR, Terrando N et al (2010) Role of interleukin-1beta in postoperative cognitive dysfunction. Ann Neurol 68:360–368

16. Fidalgo AR, Cibelli M, White JP et al (2011) Systemic inflammation enhances surgery-induced cognitive dysfunction in mice. Neurosci Lett 498:63–66

17. Norden DM, Godbout JP (2013) Microglia of the aged brain: primed to be activated and resistant to regulation. Neuropathol Appl Neurobiol 39:19–34

18. Hovens IB, van Leeuwen BL, Nyakas C et al (2015) Prior infection exacerbates postoperative cognitive dysfunction in aged rats. Am J Physiol Regul Integr Comp Physiol 309:R148–R159

19. Kawano T, Takahashi T, Iwata H et al (2014) Effects of ketoprofen for prevention of postoperative cognitive dysfunction in aged rats. J Anesth 28:932–936

20. Popescu BO, Toescu EC, Popescu LM et al (2009) Blood-brain barrier alterations in ageing and dementia. J Neurol Sci 283:99–106

21. Morandi A, Hughes CG, Girard TD et al (2011) Statins and brain dysfunction: a hypothesis to reduce the burden of cognitive impairment in patients who are critically ill. Chest 140:580–585

22. van Gool WA, van de Beek D, Eikelenboom P (2010) Systemic infection and delirium: when cytokines and acetylcholine collide. Lancet 375:773–775

23. Evered L, Silbert B, Scott DA et al (2016) Cerebrospinal fluid biomarker for Alzheimer disease predicts postoperative cognitive dysfunction. Anesthesiology 124:353–361

24. Kawakami Z, Kanno H, Ueki T et al (2009) Neuroprotective effects of yokukansan, a traditional Japanese medicine, on glutamate-mediated excitotoxicity in cultured cells. Neuroscience 159:1397–1407

25. Won SJ, Kim JH, Yoo BH et al (2012) Prevention of hypoglycemia-induced neuronal death by minocycline. J Neuroinflammation 9:225. doi:10.1186/1742-2094-9-225

26. Zhang J, Tan H, Jiang W et al (2014) Amantadine alleviates postoperative cognitive dysfunction possibly by increasing glial cell line-derived neurotrophic factor in rats. Anesthesiology 121:773–785

索　引

本书配有读者交流群

建议配合二维码使用本书

【本书特配阅读交流群】

群内可分享阅读心得和实际案例，同本书读者一起阅读、学习和交流。

【阅读交流群特配资源】

拓展资源：点击"拓展资源"可免费获取麻醉与神经毒性相关精品文章。

【入群步骤】

第一步　用微信扫描本页二维码

第二步　根据提示，点击获取配套资源

第三步　获取资源

微信扫描二维码
加入本书交流群

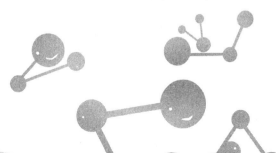

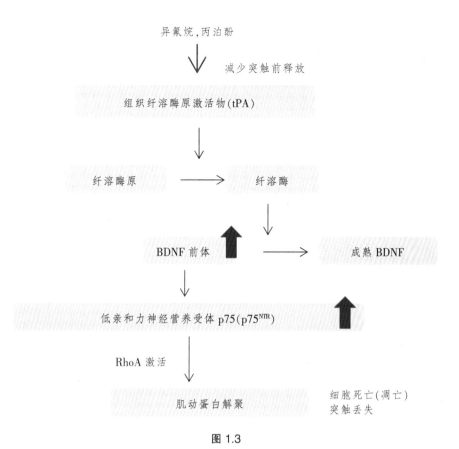

异氟烷,丙泊酚

减少突触前释放

组织纤溶酶原激活物(tPA)

纤溶酶原 → 纤溶酶

BDNF前体 → 成熟 BDNF

低亲和力神经营养受体 p75(p75^{NTR})

RhoA 激活

肌动蛋白解聚

细胞死亡(凋亡)
突触丢失

图 1.3

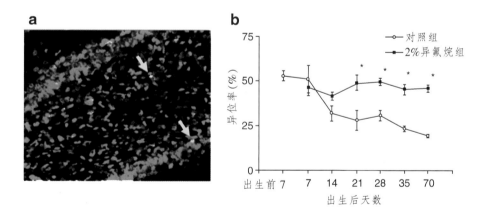

a

b

图 1.4

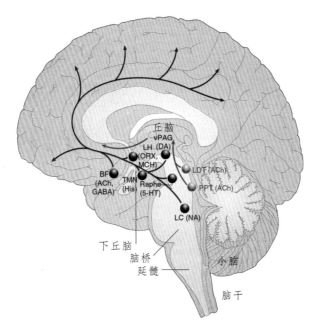

图 9.1

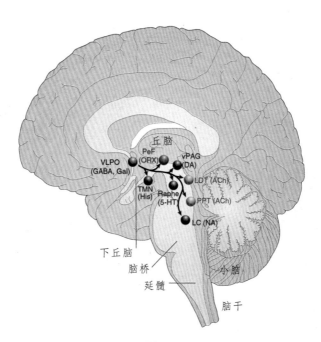

图 9.2

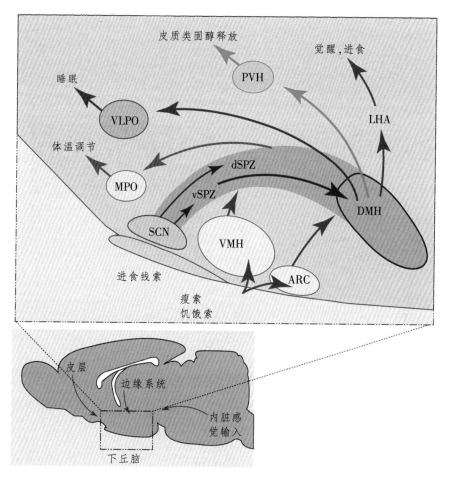

图 9.3

	GABA$_A$受体	甘氨酸受体	胆碱能（肌肉）受体	胆碱能（神经）受体	5-羟色胺受体	AMPA受体	红藻氨酸受体	NMDA受体
依托咪酯								
丙泊酚								
巴比妥类								
氯胺酮								
异氟烷								
七氟烷								
氧化亚氮								

图 9.4

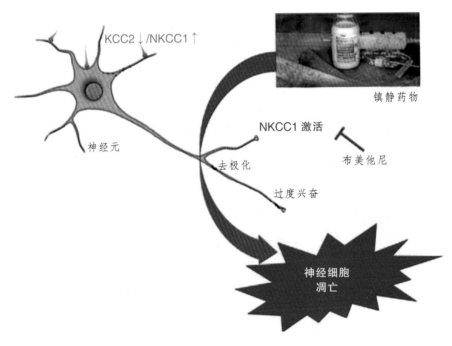

KCC2↓/NKCC1↑

神经元

NKCC1 激活

去极化

过度兴奋

镇静药物

布美他尼

神经细胞
凋亡

图 9.5